FORMULAIRE

DE MÉDECINE ET DE CHIRURGIE

DENTAIRES

MALADIES ET HYGIÈNE DE LA BOUCHE

ET DES DENTS

PAR

Noël H. THOMSON

D. E. D. P.

Chirurgien-Dentiste de la Faculté de Médecine de Paris,
Membre de l'Association générale des Dentistes de France,
de la Société de l'École et Dispensaires dentaires,
et du Syndicat des Chirurgiens-Dentistes
de France.

Avec 61 figures intercalées dans le texte.

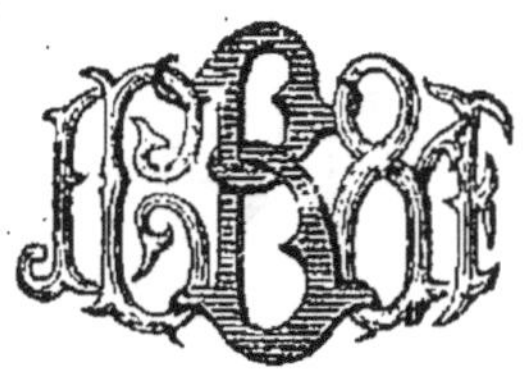

PARIS

LIBRAIRIE J.-B. BAILLIÈRE ET FILS

Rue Hautefeuille, 19, près du boulevard Saint-Germain.

1895

FORMULAIRE

DE MÉDECINE ET DE CHIRURGIE

DENTAIRES

BRAMSEN. — Les dents de nos enfants. Conseils aux mères de familles. 1889, 1 vol. in-16, de 142 p. avec 50 fig. . . . . 2 fr.

BRASSEUR. — Chirurgie des dents et de leurs annexes. 1 vol. gr. in-8 de 100 pages à 2 col. avec 127 fig.   5 fr.

DAVID (Th.). — Chirurgie dentaire. 1885-1890, 35 mém. en 1 vol. in-8. rel. . . . . 25 fr.

DUBOIS (P.). — Aide-mémoire du chirurgien-dentiste. I. Thérapeutique de la carie dentaire. 1889, in-18.   6 fr. II. Affections dentaires et affections de la cavité buccale et des maxillaires. 1894, in-18 . . . . 8 fr. 50

DUNOGIER (S.). — Orthodontie ou traitement des déviations dentaires. 1895, gr. in-8, 86 p., avec 2 pl. 2 fr. 50

GODON (Ch.). — Manuel du dentiste, rédigé conformément au programme de 1893 pour les examens de chirurgien-dentiste, sous la direction de Ch. Godon, chirurgien-dentiste de la Faculté de Médecine de Paris, directeur de l'École dentaire de Paris, avec la collaboration de MM. les docteurs L. Frey, M. Roy, et E. Sauvez et de M. P. Martinez. 1895. 5 vol. in-18 de 300 p. avec fig. Prix de chaque vol. cart. . . . . 3 fr.

    I. Anatomie et physiologie de la bouche et des dents.

    II. Pathologie de la bouche et des dents.

    III. Thérapeutique de la bouche et des dents. Anesthésie. Formulaire.

    IV. Dentisterie opératoire et clinique dentaire.

    V. Prothèse clinique.

HAMONAIDE. — Programmes et questionnaires pour les examens de chirurgien-dentiste. 1895, 1 vol. in-18 de 100 p. . . . . 1 fr. 50

HARRIS, AUSTEN et ANDRIEU. — Traité théorique et pratique de l'art du dentiste, comprenant l'anatomie, la pathologie, la thérapeutique, la chirurgie, la prothèse, l'hygiène et un formulaire des maladies de la bouche et des dents. 1884, 1 vol. gr. in-8 de XVI-1,104 pages avec 472 fig. cart. . . . . . . 20 fr.

MAGITOT (E.). — Mémoire sur les tumeurs du périoste dentaire et sur l'ostéo-périostite alvéolo-dentaire, 2e édit., 1873, in-8, 110 pages avec 1 pl. . . 3 fr.

PAILLASSON (A.). — Sur les principaux anesthésiques employés dans la chirurgie dentaire. 1886, gr. in-8. 3 fr.

ROGER (E.) et GODON. — Code de chirurgien-dentiste. 1893, 1 vol. in-16. . . . . 5 fr.

Angers, imprimerie A. Burdin et Cie, rue Garnier, 4.

FORMULAIRE

DE MÉDECINE ET DE CHIRURGIE

DENTAIRES

MALADIES ET HYGIÈNE DE LA BOUCHE

ET DES DENTS

PAR

Noël H. THOMSON

D. E. D. P.

Chirurgien-Dentiste de la Faculté de Médecine de Paris,
Membre de l'Association générale des Dentistes de France,
de la Société de l'École et Dispensaires dentaires,
et du Syndicat des Chirurgiens-Dentistes
de France.

Avec 61 figures intercalées dans le texte.

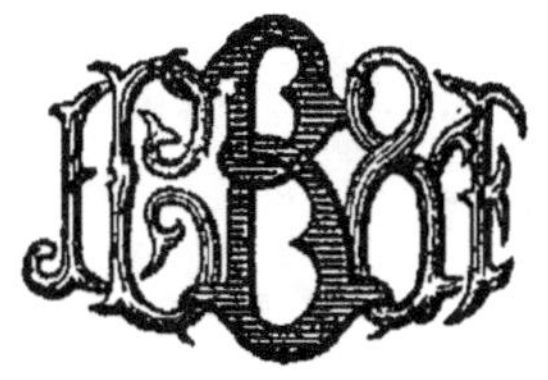

PARIS

LIBRAIRIE J.-B. BAILLIÈRE et FILS

Rue Hautefeuille, 19, près du boulevard Saint-Germain.

—

1895

A mes deux Amis et Professeurs,

MM. LES DOCTEURS

Léon FREY,

INTERNE DES HOPITAUX DE PARIS
PROFESSEUR A L'ÉCOLE DENTAIRE DE PARIS ;

Qui m'a dirigé dans mes études théoriques;

JOHN A. MILLARD

D. D. S., B. C. D. S., M. D. C.

Qui m'a enseigné la partie pratique de notre art sans laquelle il n'est pas de chirurgien-dentiste;

Je dédie respectueusement ce livre.

N.-H. THOMSON.

PRÉFACE

En présentant ce livre au public médical, l'auteur a eu modestement pour but de réunir, en quelques pages, les affections de la bouche et des régions voisines, et d'en faire une étude succincte.

C'est un résumé des notes recueillies par l'auteur, alors qu'il se préparait à subir l'examen de « Chirurgie dentaire ».

L'ouvrage se divise en deux parties.

Dans une PREMIÈRE PARTIE les *stomatites*, les *tumeurs* et *néoplasmes de la bouche*, la *syphilis* et la *tuberculose de la bouche*, les *luxations, fractures* et *maladies des mâchoires*, les *maladies de la langue et des lèvres, du sinus* et *des dents* forment des chapitres distincts suivis des *soins à donner à la bouche.*

Dans une SECONDE PARTIE, l'auteur traite successivement de *l'anesthésie médicale* ou *abolition pathologique de la sensibilité* et de *l'anesthésie chirurgicale provoquée pour supprimer les douleurs opératoires.*

Si les étudiants trouvent quelque utilité à ce formulaire, s'il peut prendre place parmi les « Aide-mémoire » que le chirurgien dentiste aime à trouver sous la main et à consulter l'auteur s'estimera trop récompensé de son modeste travail.

N.-H. THOMSON.

Avril 1895.

FORMULAIRE
DE MÉDECINE ET DE CHIRURGIE
DENTAIRES

MALADIES DE LA BOUCHE ET DES DENTS

CHAPITRE PREMIER
MALADIES DE LA BOUCHE

PROPREMENT DITES

LES STOMATITES
STOMATITE ÉRYTHÉMATEUSE
(ou Catarrhe buccal).

La stomatite érythémateuse est une simple irritation de la muqueuse buccale, accompagnée de quelques symptômes généraux peu graves.

Causes. — *Causes prédisposantes : générales ; locales.*

Générales : Troubles digestifs. Dyspepsie. Constipation.

Locales : Manque de soins et de propreté de la bouche. Tartre. Abus de l'usage du tabac et surtout la dentition. Evolution de la dent de sagesse. Carie dentaire. Dents artificielles.

Période de début. — *Signes physiques* : Rougeur et tuméfaction de la gencive, qui a l'air luisante et vernie.

Signes fonctionnels : Chaleur de la bouche. Sécheresse de la bouche. Douleur exaspérante au chaud et au froid. Légère douleur à la mastication. Fétidité de l'haleine.

Période d'état. — *Signes généraux* : Légère fièvre. Anorexie légère.

Signes fonctionnels : Abondante salivation. Douleur à la mastication. Douleur à la déglutition.

Signes physiques : Partout où la muqueuse est doublée de tissu conjonctif lâche, aux joues, aux lèvres, etc., il y a du gonflement et de l'œdème. Quelquefois il y a érosions et ulcérations. Peu de retentissements sur les ganglions sous-maxillaires.

Marche et durée. — Variables. Quelquefois entretenue par des caries, chicots, évolution lente de la dent de sagesse, tartre, gingivite chronique. Souvent associée à la périostite chez les diabétiques.

Diagnostic. — Facile. Il suffit de rechercher la cause.

Pronostic. — Sans gravité.

Traitement. — Gargarismes émollients; collutoires au borate de soude; pastilles et collutoire au chlorate de potasse.

STOMATITE ULCÉRO-MEMBRANEUSE

Comme son nom l'indique, cette stomatite est caractérisée par la formation d'un tissu de sphacèle suivi d'ulcération.

C'est une gangrène spécifique, curable.

Causes. — *Causes prédisposantes : locales ; générales.*

Locales. — Accidents de dentition, surtout de la troisième molaire.

Générales — Débilitation de l'organisme ; cachexie buccale.

Causes déterminantes. — Infection microbienne, ou troubles trophiques d'origine nerveuse, pour certains auteurs (névrite).

Anatomie pathologique. — *Nombre d'ulcérations* : variable.

Siège. — Sillon gingivo-buccal, gauche de préférence.

Au niveau des dernières molaires, mais aussi sur la gencive, les lèvres, etc.

Étendue. — De la grandeur d'une pièce de cinquante centimes à celle d'une pièce de deux francs, mais peut occuper tout le bord gingival.

Forme. — Ulcératoires, ovalaires, irrégulières.

Au microscope. — Diapedèse des phagocytes : les vaisseaux sont oblitérés ; la muqueuse se sphacèle.

Période de début. — Le début est surtout marqué par les symptômes généraux.

Symptômes généraux : Abattement de l'organisme, plus ou moins d'embarras gastrique, fièvre, etc.

Symptômes fonctionnels : Fétidité de l'haleine ; chaleur et sécheresse de la bouche.

Signes physiques (peu marqués) : Aspect rougeâtre tuméfié de la gencive. etc.

Période d'état. — *Symptômes généraux*. — Les mêmes, augmentés.

Symptômes fonctionnels : Fétidité de l'ha-

leine : chaleur de la bouche à laquelle succède : salivation abondante et teintée de
sang ; gêne de mastication ; gêne de déglutition ; gêne des mouvements du cou à cause
de l'engorgement ganglionnaire.

Signes physiques : Ulcérations ; siège et
étendues variables, portion de muqueuse
gangrenée (au début l'ulcération est une
plaque saillante et violacée, de forme irrégulière, qui, plus tard, se ramollit ; surface
pulpeuse, jaunâtre ou grisâtre. Cette pelli-
cule sphacelée se détache et laisse à sa place
l'ulcération à fond grisâtre sale, à bords décollés et irréguliers).

Période de terminaison. — *Les symptômes
généraux et les symptômes fonctionnels* s'a-
mendent.

Symptômes physiques : Les ulcérations se
comblent par des bourgeons de bonne nature.

Marche et variétés. — Marche variable, de
dix jours à plusieurs semaines, presque tou-
ours guérison, rarement complications ; (nécrose alvéolaire, chute des dents, etc).

Diagnostic. — Ne pas confondre avec STO-
MATITE ÉRYTHÉMATEUSE (peu d'engorgement des

ganglions, limitée à une région déterminée; langue, joues, etc.); pas de sphacèle, ulcérations superficielles.

Stomatite aphtheuse. — Vésicules remplies d'un liquide lactescent, puis petites ulcérations rondes dès le troisième jour.

Stomatite crémeuse ou muguet. — Enduit blanchâtre; végétal « oidium albicans ».

Stomatite mercurielle. — Histoire du cas; goût métallique; ptyalisme exagéré.

Diphtérie. — Fausses membranes véritables; maladie de gorge caractéristique; pas de salivation exagérée; peu ou pas de douleur.

Noma. — Pas possible de se tromper.

Pronostic. — Bon.

Traitement. — Cautérisation à l'iode, au nitrate d'argent; antisepsie buccale; chlorate de potasse (usage interne et externe), 4 à 6 grammes de chlorate de potasse, par jour, dans une potion de 120 grammes; éloigner du milieu épidémique.

LE NOMA
ou gangrène de la bouche.

Gangrène à marche spéciale, d'origine microbienne, qui se développe surtout chez les enfants de trois à cinq ans bien qu'on le voit à tout âge ; le noma est *toujours secondaire*.

Causes. — Les causes *prédisposantes* sont : les maladies exanthémateuses, surtout : la rougeole, scarlatine, fièvre typhoïde et diphtérie. C'est une maladie toujours secondaire, mais, chose curieuse, les lésions locales de la bouche, ainsi que les autres stomatites, sont sans influence sur lui.

Cause *déterminante* : l'infection microbienne.

Anatomie pathologique. — Débute sournoisement par la muqueuse de la joue, surtout au côté gauche. La muqueuse prend une teinte violacée, une phlyctène se forme, se remplit de sérosité roussâtre, se rompt, et laisse à sa place une ulcération grisâtre, qui devient rapidement noirâtre et putrilagineuse.

Période de début. — *Symptômes généraux* : Peu prononcés.

Symptômes fonctionnels : Fétidité de l'haleine.

Signes physiques..: Teinte violacée de la muqueuse.

Période d'état. — *Symptômes fonctionnels.* Fétidité de l'haleine. Ptyalisme abondant.

Symptômes généraux : Peu accusés au début, deviennent très graves lorsque la peau est envahie. Fièvre intense, puis prostration adynamie, dyarrhée incessante, cachexie, amaigrissement, mais peu ou pas d'engorgement ganglionnaire.

Signes physiques : Une induration se forme dans toute l'épaisseur de la joue, du troisième au septième jour, formant ainsi un noyau induré, dont la présence indique le siège de la gangrène et la région qu'elle va envahir. Puis les tissus escarifiés tombent en lambeaux laissant à leur place une excavation communiquant avec la cavité buccale.

Les os peuvent aussi être atteints.

Dans certains cas, la gangrène ne se limite pas à la bouche mais se développe aux poumons, à la vulve, à l'œsophage, et même aux extrémités des membres.

Période de terminaison. — La mort survient généralement du cinquième au quinzième jour, et dans le cas de guérison, qui n'a lieu qu'une fois sur six, le malade conserve à la face des cicatrices, trajets fistuleux et parfois de hideuses difformités.

Pronostic. — Très grave.

Traitement. — Faire des lavages de la bouche avec une solution d'acide borique (à 4 p. 100) et pratiquer tous les jours des cautérisations au thermo-cautère.

Soutenir les forces du malade avec des stimulants.

LE MUGUET.

Blanchet, ou stomatite crémeuse.

Stomatite contagieuse, caractérisée par, et due à la présence d'un végétal de la famille des champignons *l'oidium albicans* (fig. 1).

Chez le nouveau né, il peut se développer, à titre d'affection purement locale, favorisé par le mauvais entretien des biberons et l'acidité du lait, et, sous cette forme, il ne présente pas de gravité.

Mais, à part quelques exceptions, le muguet est une affection secondaire qui appa-

1.

raît comme l'expression d'un mauvais état général.

Causes. — *Causes prédisposantes* : Ages extrêmes de la vie. Toute cause de déchéance organique et débilité.

Chez le nouveau né : mauvais entretien des

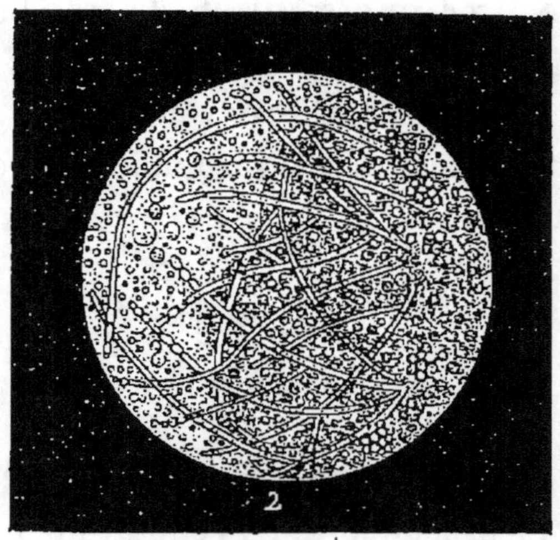

Fig. 1. — Oidium albicans.

biberons, troubles digestifs, entérite, athrepsie, etc.

Chez le vieillard : accompagne les cachexies cancéreuses, phtisies, maladies débilitantes, ainsi que certaines maladies aiguës, telles que pneumonie, fièvre typhoïde, cystite.

Cause. déterminante : *L'oidium albicans* qui a besoin d'un milieu acide pour son développement.

Anatomie pathologique. — La bouche est son lieu d'élection (et tout épithelium pavimenteux stratifié). On le trouve aussi au voile du palais; au pharynx, et, *très souvent*, à l'œsophage; à l'estomac, sous forme de mamelons grisâtres; au cæcum, dont la réaction est acide. M. Parrot a même constaté des noyaux de muguet dans les infundibula des poumons.

Période de début. — *Signes physiques*: État particulier de la muqueuse buccale, elle est luisante, douloureuse, elle se dessèche, rougit, se desquame, alors que les papilles font saillie, puis paraissent des petits îlots blanchâtres dont la réunion forment les plaques du muguet. Il ressemble à un enduit blanchâtre formé par la réunion de plaques, qui ont l'aspect de lait caillé et formées elles-mêmes d'un semis de grains blanchâtres et saillants.

Signes fonctionnels: Mastication et déglutition sont difficiles et douloureuses, le nouveau-né refuse le sein.

Signes généraux: Troubles des voies digestives : vomissements, érythème, diarrhée, etc, tantôt *précédant* l'apparition du muguet, tantôt simultanée avec.

Période d'état. — Mêmes symptômes aggravés.

Marche et durée. — Subordonnée à l'état général du malade. Si le muguet survient comme accident purement local, le pronostic est bénin et la guérison ne se fait pas attendre.

Diagnostic. — On ne confondra pas avec : Stomatite diphtérique, dont l'exsudat se fait non par grains isolés ou saillants, mais par plaques grisâtres, épaisses, pultacées ; ni avce les enduits de lait caillé qui s'enlèvent au moindre frottement, laissant, au des sous d'elles la muqueuse saine. Le microscope dissipera les doutes.

Traitement. — Alcalins. Le champignon du muguet ne pouvant se développer que dans un milieu acide.

Détacher avec un linge rude les plaques de muguet, puis imbiber plusieurs fois avec ce collutoire au borate de soude.

Borate de soude et glycérine : parties égales.

Ou encore

R : Borate de soude pulvérisé.   .   5 grammes
     Miel rosat   20   —

Eau de Vichy, etc.

APHTES.

Stomatite consécutive aux aphtes (la dénomination de fièvre aphteuse serait meilleure).

Causes. — Mal connues. On l'observe à tous les âges. Parfois sous forme épidémique. Pendant longtemps on a cru qu'elle était peut-être influencée par les diathèses, mais, d'après Dieulafoy) il n'en est pas ainsi. C'est une maladie *infectieuse, contagieuse, d'origine microbienne.*

Au point de vue clinique, il y a des analogies frappantes entre la fièvre aphteuse de l'homme et celle de l'espèce bovine, et, le plus souvent, le lait est le mode de contagion lorsqu'il est non bouilli.

Anatomie pathologique — Les ulcérations

aphteuses sont *circulaires*, à bords irréguliers, taillés à pic.

Siège. — Langue, joues, lèvres, etc. Dans
la forme confluente, elles envahissent la
voûte palatine, le voile du palais, les amygdales et le pharynx. Dans quelques cas, on
les observe *aux extrémités, surtout* aux mains.

Période de début. — Dans les cas bénins, il
n'y a pas de prodromes. Sur la joue, la langue, etc., apparaissent des taches rouges. Il
s'y développe des vésicules analogues aux
vesicules d'herpès. Ces vésicules se remplis-
sent d'un liquide lactescent. Elles s'entourent
d'une auréole formée par la muqueuse tumé-
fiée, puis elles se rompent.
Signes fonctionnels : Sensation de brûlure,
fétidité de l'haleine.

Période d'état. — *Signes physiques* : Il se
forme des petites ulcérations rondes, à bords
irréguliers taillés à pic. Peu ou pas d'adénite.
Signes fonctionnels : Salivation abondante,
douleur très aiguë. La mastication et la
succion sont si pénibles, que l'enfant repousse

le sein et l'adulte se contente de liquides. Fétidité de l'haleine.

Signes généraux : Peu graves quand les aphthes sont *discrets*, mais quand ils sont *confluents* ils prennent une certaine gravité.

Dans la forme confluente, ils *précèdent* l'éruption. Cette forme est rare en France et sévit quelquefois sous forme épidémique. La fièvre est forte ; troubles digestifs intenses ; et, chez les enfants et les vieillards, la maladie peut revêtir une forme dynamique qui peut se terminer par la mort.

Durée. — Dans les formes bénignes, les ulcérations durent de huit à dix jours.

Traitement. — *Purgatifs* : Lotions de chlorate de potasse. Cautérisations au nitrate d'argent.

STOMATITE MERCURIELLE.

Inflammation de la muqueuse buccale accompagnée de ptyalisme et provoquée par l'absorption du mercure. Quelque soit le mode d'introduction du mercure dans le système : par la peau (en friction), par voies respiratoires (vapeurs mercurielles), par les muqueuses (cautérisations au nitrate acide de mercure), par voies digestives (calomel, etc.); une fois absorbé, il est éliminé en partie par les glandes salivaires et son action sur la muqueuse provoque l'inflammation qu'on appelle la « stomatite mercurielle ».

Causes. — *Cause déterminante* : L'absorption du mercure.

Causes prédisposantes : Certains métiers (les doreurs, étameurs, et chapeliers, qui manient le nitrate de mercure, sont prédisposés à cette maladie); la susceptibilité de l'individu auquel on administre le mercure.

Description. — Aiguë ou chronique.

Anatomie pathologique. —· Débute derrière la dernière molaire du côté où dort le malade; Les symptômes sont surtout accusés à la mâchoire inférieure.

Période de début. — *Symptômes fonctionnels* : Sécheresse de la bouche, goût métallique, sensation de chaleur, d'agacement et de douleur à l'angle des mâchoires. L'haleine est mauvaise.

Période d'état. — *Signes fonctionnels* : La bouche d'abord sèche est envahie par une salivation abondante (cette salivation est continuelle, allant jusqu'à 3 ou 4 litres par jour, elle blanchit l'or) ; déglutition impossible, mastication impossible, haleine horriblement fétide.

Signes physiques : Les gencives sont gonflées. La langue se gonfle au point de prendre l'empreinte des dents. L'inflammation gagne le périoste alvéolo-dentaire ; les dents chancellantes tombent. Les joues se tuméfient. Toutes les parties atteintes par l'inflammation sont rougeâtres et présentent des ulcérations, recouvertes d'enduits grisâtres, pultacées. (L'œdème inflammatoire, dans les cas graves, s'étend au pharynx et à la région sous-maxillaire, et, ajouté au volume de la langue, amène l'asphyxie.)

Signes généraux : La diarrhée survient et le malade tombe dans une anémie profonde qui peut se terminer par la mort.

Traitement. — Cautérisations des ulcération, à l'intérieur.

R : Chlorate de potasse : 6 à 8 grammes par jour,
dans une potion de 120 grammes.

(Le chlorate de potasse est en partie éliminé par la salive, ce qui constitue un collutoire constant.) Iodure de potassium à haute dose.

STOMATITE DES FEMMES ENCEINTES

Gingivite qui se montre de préférence pendant la seconde moitié de la grossesse.

Les gencives se gonflent au point de recouvrir en partie les dents, qui à leur tour, s'ébranlent, et finissent par tomber, dans les cas négligés.

Causes. — *Prédisposantes* : La malpropreté de la bouche et le diabète, ou glycosurie des femmes enceintes.

Traitement. — Soins de propreté de la bouche ; appliquer sur le bord libre des gencives une solution composée à parties égales d'alcoolat de cochléaria et d'hydrate de chloral.

CHAPITRE II

TUMEURS ET NÉOPLASMES DE LA BOUCHE

ET DES RÉGIONS ADJACENTES

I. — GRENOUILLETTES

Tumeur enkystée d'origine salivaire siégeant au voisinage du plancher de la bouche.

La grenouillette est congénitale ou acquise.

GRENOUILLETTE CONGÉNITALE (très rare).

Causes. — Soit une imperforation soit une oblitération partielle congénitale du canal de Wharton. On l'a vue occuper la glande de Blandin-Nuhn, et, alors, elle doit être attribuée à une lésion analogue à celle qui produit la grenouillette acquise, c'est-à-dire une dégénérescence mucoïde.

Siège. — Ordinairement dans la glande sublinguale, bien rarement dans la glande de Blandin-Nuhn.

Signes physiques : Tumeur siégeant au plancher de la bouche.

Signes fonctionnels : Gène la succion, trouble l'alimentation de l'enfant et peut rendre la respiration difficile.

Traitement. — Si elle est due à une oblitération du canal de Wharton, exciser l'extrémité buccale de celui-ci.

GRENOUILLETTES ACQUISES.

Grenouillette aiguë (rare).

Causes. — Mal connues. Pour la plupart des auteurs, la grenouillette aiguë est due à une oblitération subite du canal de Wharton, soit à la suite d'une stomatite quelconque, aphte, etc., soit (et ce sont ici les cas les plus fréquents), par un calcul ou un corps étranger dans le canal de Wharton. Il ne s'agit cependant pas d'une dilatation du canal en arrière de l'obstacle, puisqu'il n'est pas dilatable, mais plutôt d'une rupture de ce canal, qui produit une infiltration de salive dans le tissu cellulaire voisin.

Symptômes. — *Signes physiques* : Production tout d'un coup, au niveau du plancher de la bouche (et quelquefois dans la région sous-maxillaire), d'une tumeur liquide douloureuse, et volumineuse qui refoule la langue.

Signes fonctionnels : Difficulté de mastication, difficulté de phonation, difficulté de respiration au point de menacer de l'asphyxie.

Durée. — Courte, quelques heures seulement, puis la tumeur disparaît.

Traitement. — Enlever le calcul s'il est appréciable ; s'adresser à la cause apparente. Ponction de la tumeur en cas de menace d'asphyxie.

Grenouillettes chroniques.

A. — GRENOUILLETTE SUBLINGUALE.

Causes. — *Causes prédisposantes* : L'âge adulte, le sexe féminin.

Cause déterminante. — Inconnue.

Anatomie pathologique. — *Contenu* : Liquide transparent, filant et mucilagineux. (C'est de la salive avec des qualités en plus et en moins.

En plus, il contient de l'albumine et de la mucine, ce qui le fait ressembler à du blanc d'œuf.

En moins il lui manque la ptyaline et le sulfocyanure de potassium.)

Au microscope : On trouve des cellules et des débris de cellules épithéliales.

Contenant : Une double paroi l'une périphérique, fibreuse et élastique, l'autre centrale formée par un épithélium simple ou stratifié (cellules polymorphes et présentant les caractères de la transformation mucoïde).

Pathogénie. — La grenouillette sublinguale est due à un véritable processus épithélial analogue à celui qui produit les grands *kystes de l'ovaire*, c'est un épithélioma kystique, une vraie dégénération mucoïde de l'épithélium.

Symptômes. — *Signes physiques* : Tumeur à début lent, unilatérale, siégeant entre le frein et la face interne de la mâchoire. Arrondie, molle, grosse comme un œuf de petite poule, adhérente au plancher de la bouche, recouverte d'une muqueuse mince, bleutée ou rosée : peu ou pas douloureuse.

Symptômes fonctionnels : Gêne de la mastication, gêne de la phonation, gêne de la déglutition.

Marche, durée. — Aucune tendance à la guérison. Arrivée à un certain développement, elle reste stationnaire. Elle peut subir une série de petites inflammations successives ; alors la paroi devient épaisse, dure, quelquefois cartilagineuse, adhérente à la muqueuse, et le liquide perd sa limpidité pour devenir hémorragique ; ou la poche de la grenouillette peut suppurer et produire ainsi un véritable phlegmon sublingual. Enfin, dans certains cas, la grenouillette crève mais réapparaît rapidement.

On a vu des accès de suffocation, et même la mort, résulter de la pénétration du liquide ainsi évacué dans les voies aériennes.

Diagnostic. — Ne pas confondre cette grenouillette avec d'autres tumeurs du plancher de la bouche tels que « les kystes séreux, les kystes dermoïdes, les kystes hydatiques (très rare), les angiomes, et les lipomes ».

Traitement. — Soit par injections, (teinture d'iode, chlorure de zinc, etc), après ponction.

Soit par l'ablation. Cette ablation se pratique par la voie sublinguale ou par la voie sushyoïdienne.

L'opération idéale est d'énuclier le kyste tout entier, mais souvent les parois crèvent, et on est alors obligé de le faire par morcellement.

B. — GRENOUILLETTE SUSHYOÏDIENNE.

Tumeur liquide du plancher de la bouche, faisant saillie dans la région sous-maxillaire latérale.

Anatomie pathologique. — Formée d'une seule poche, ou bien de deux poches, dont l'une est sublinguale et l'autre sous-maxillaire, communiquant ensemble au travers d'une boutonnière musculaire. Quelquefois la grenouillette sushyoïdienne, n'est qu'une grenouillette sublinguale, à laquelle une cicatrice (résultat d'opération antérieure) ne permet pas de se développer librement sur le plancher de la bouche. D'autrefois, c'est un développement simultané de deux grenouillettes (l'une sublinguale et l'autre sous-maxillaire) entre lesquelles s'établit ensuite une communication.

Cause. — *Absolument inconnue*.

Symptômes. — Tumeur molle, non douloureuse, fluctuante, non adhérente à la peau, située dans la région sous-maxillaire latérale et de laquelle la pression fait refluer le liquide jusque dans la poche sublinguale.

Diagnostic. — Ne pas confondre avec :
Lipômes, adénites chroniques.
Kystes congénitaux, kystes hydatiques.
Kystes séreux et dermoïdes sushyoïdiens.

Traitement. — Injections modificatrices ou l'ablation. Dans ce dernier cas on aborde la tumeur par la voie sushyoïdienne.

Ce sont les ponctions, suivies d'injections irritantes, qui conviennent le mieux. S'adresser d'abord à la poche sublinguale, et, en cas d'échec, agir directement sur la seconde poche par la région sushyoïdienne.

II. — POLYPES NASO-PHARYNGIENS

Fibromes développés aux dépens du périoste, non seulement de la face inférieure de l'apophyse basilaire mais aussi des cornets, du pterygoïde, du bord postérieur de la cloison et des premières vertèbres cervicales.

Causes. — *Causes prédisposantes* : *L'adolescence* (on ne les voit pas après 30 ans); *le sexe masculin* (on ne les voit que très rarement chez les femmes).

Causes déterminantes : Absolument inconnues.

Structure. — Analogue à celle de la couche externe du périoste (fibres de tissu conjonctif. On y rencontre quelquefois des éléments de tissu conjonctif jeune, ce qui explique leur tendance à l'accroissement et à la récidive).

Elles sont fermes, résistantes et non élastiques, de volume variable, atteignant quelquefois celui du poing et ont une large base d'implantation.

Marche et évolution. — Tout d'abord leur

surface est régulière mais en vieillissant, ils se lobulisent et deviennent adhérents à l'os, qu'ils déforment et amincissent.

Ordinairement il y a deux lobes : un nasal et l'autre pharyngien.

Des prolongements poussent et s'engagent dans les orifices naturels.

La marche de ces fibromes est très variable, elle peut être *très* rapide ou lente (deux ou trois ans au plus). Il y a presque toujours un temps d'arrêt véritable entre la première et deuxième période de leur évolution, et même, quelquefois, une action rétrograde. Ils ont tendance à diminuer à un certain âge.

Quelquefois ils subissent la dégénérescence calcaire, graisseuse ou kystique ; ils peuvent même se sphacéler.

Période de début. — *Signes fonctionnels* : Sensation de corps étranger, épistaxis fréquent.

Signes généraux : Coryza constant. Le malade respirant mal par le nez dort la bouche ouverte, d'où angine.

Période d'état. — *Signes fonctionnels* : Les mêmes aggravés. L'écoulement par le nez devient fétide et purulent, les épistaxis plus fréquents et intenses. Il y a sensation de tumeur et de compression.

Signes physiques : La tumeur s'est développée. On peut voir son point d'implantation, son volume et sa forme et l'étudier par la rhinoscopie.

Des prolongements poussent et font varier les symptômes, selon qu'elles se dirigent du côté des narines, des oreilles, du voile du palais, vers les yeux ou vers le cerveau.

Vers les narines : L'odorat est émoussé (on a quelquefois vu un prolongement de la tumeur déborder l'orifice antérieure des fosses nasales).

Vers les oreilles : Affaiblissement de l'ouïe due à l'inflammation de la trompe d'Eustache ou à l'oblitération du pavillon de cette trompe.

Vers le voile du palais : Reflux des aliments dans les fosses nasales, pendant la déglutition, dû au mauvais fonctionnement de celui-ci.

Vers les yeux : Perforation du plancher de l'orbite, avec exophtalmie, d'où impossibilité de fermer la paupière et inflammation du globe occulaire.

Vers l'encéphale (cette variété est la plus grave): Amincissement, puis perforation de la base du crâne d'où, troubles visuels, atrophie de la pupille, paralysie occulaire. Le cerveau s'habituant à la compression, cette perforation peut s'accompagner d'aucun symptôme.

Période de terminaison. — La terminaison ordinaire *est la mort*, soit par asphyxie (la tumeur pressant sur la base de la langue), soit par hémorragies incoercibles, soit par empoisonnement septique (les sécrétions fétides, arrivant dans l'estomac). Cependant la guérison est possible soit par rétrocession, soit par inflammation; dans ce dernier cas, le polype se sphacèle, meurt et se détache (rare).

Diagnostie. — Assez difficile.

Deux circonstances dominent : l'âge et le sexe du malade. C'est ainsi qu'on peut être à peu près certain qu'une tumeur de la cavité naso pharyngienne, développée après trente ans, et chez une femme, n'est pas un fibrome; mais, d'un autre côté, il n'est pas toujours aussi facile de différencier les polypes naso-pharyngiens des autres tumeurs de cette région, et il faut savoir les distinguer :

1° Des *polypes muqueux des fosses nasales* : l'examen avec le doigt montrera que la cavité naso-pharyngienne est libre, et qu'il s'agit d'une tumeur nasale seulement, dont la mollesse, la mobilité, la coloration grisâtre et l'absence d'hémorrhagies, la distinguent d'un fibrome.

2° Des *polypes fibro-muqueux de l'arrière cavité nasale* : point d'implantation limité, et qui a lieu ordinairement sur l'orifice postérieure des fosses nasales ; la portion nasale de la tumeur présente les caractères des polypes muqueux.

3° Des *tumeurs malignes, sarcomes, épithéliomas, etc* : avec celles-ci les difficultés de diagnostic sont très grandes. Il faut prendre en considération l'âge et le sexe du malade ; de plus les tumeurs malignes sont accompagnées d'engorgement ganglionnaire, ce qui fait défaut dans les polypes naso-pharyngiens.

Pronostic. — Très rare, si le sujet est jeune ; moins grave en approchant de l'âge adulte, à cause de la possibilité d'un temps d'arrêt dans la marche de la tumeur, et même de rétrocession spontanée.

Traitement. — Par différents moyens, que l'on divise en « méthodes » simples, et « méthodes composées ».

Les premières ne sont applicables que lorsque la tumeur est petite, ou que le malade atteint l'âge adulte; elles consistent en l'arrachement, la rugination, ligature ou cautérisation du polype, soit en passant par les voies naturelles, soit en pratiquant une simple boutonnière palatine, ou, suivant le cas, l'opéraration de Nélaton (section du voile et de la voûte palatine osseuse).

Les deuxièmes, ou « méthodes composées », consistent : soit à sectionner et relever la narine (méthode nasale); soit à faire une incision tansversale du voile du palais, comme l'a conseillé M. Eug. Boeckel, ou une résection partielle de la voûte (méthode palatine); soit enfin à employer la méthode faciale ou résection complète du maxillaire.

Que l'on emploie l'une ou l'autre de ces méthodes, le but à atteindre est le même, c'est-à-dire la destruction du polype. Les méthodes simples conviennent rarement au traitement des véritables polypes naso-pharyngiens, et seraient plus applicables aux polypes muqueux de la cavité naso-pharyngienne ou fibro-myxomes.

III. — KYSTES CONGÉNITAUX DU COU

Variétés. — On les divise en cinq variétés : les kystes *dermoïdes*, les kystes *mucoïdes*, les kystes *dermo-mucoïdes*, les angiomes et lymphangiomes, les grenouillettes congéni-tales.

I. — KYSTES DERMOÏDES

Causes. — L'emprisonnement d'un lam-beau de peau par le mésoderne, lorsqu'il pro-lifère, pour fermer les fentes branchiales.

Contenant.—Son paroi interne est formé par un épiderme cutané (corné).

Contenu. — De la matière sébacé, des touffes de poils (follicules pileux), et quelquefois un contenu huileux.

Description. — Tumeurs molles et fluctuantes n'apparaissant souvent qu'au moment de la puberté, superficielles, et sans changement de couleur à la peau; immobiles sur les parties profondes, à cause d'adhérences au squelette; ordinairement mobiles sous la peau.

Signes fonctionnels. — Suivant leur siège ces tumeurs peuvent gêner la respiration, la déglutition, la mastication ou la parole.

Marche. — Les kystes dermoïdes augmentent peu à peu de volume sans changer d'aspect.

A l'état normal, le liquide de ces tumeurs ne contient pas de micro-organismes; mais elles peuvent suppurer, et alors il se forme une fistule du cou, et le kyste se vide.

Comme complication, on voit quelquefois se développer un épithélioma (carcinome branchiogène).

Pronostic. — Pas grave.

Traitement. — *Extirpation complète*; si cela n'est pas possible, marsupialisation du fond de la poche avec curettage, et cautérisation au chlorure de zinc.

II. — KYSTES MUCOÏDES.

Causes. — L'emprisonnement d'un lambeau de la muqueuse par le mésoderme lorsqu'il prolifère pour fermer les fentes branchiales.

Contenant. — Sa paroi interne est formée d'épithélium muqueux, cylindrique.

Contenu. — Du mucus visqueux.

Description, marche et traitement. — (Voir *Kystes dermoïdes*, p. 32).

III — KYSTES DERMO-MUCOÏDES.

Causes. — Dues à la persistance d'une des invaginations épithéliales, qui partent de l'espace méso-branchiale, pour aller former la langue, le corps thyroïde et le thymus.
Cette invagination épithéliale, au lieu de s'atrophier et disparaître, persiste et forme ainsi un kyste dermo-mucoïde.

Contenant. — La paroi de ces kystes a un revêtement épidermique-muqueux. Leur marche, durée et traitement, est le même que pour les kystes dermoïdes et mucoïdes (voir *Kystes dermoïdes*, p. 32).

IV. — ANGIOMES ET LYMPHANGIOMES.

Tumeurs molles, ayant pour origine une malformation du système vasculaire.

On les appelle *angiomes* quand il circule du sang dans leur intérieur et qu'elles sont formées par des vaisseaux sanguins, et *lymphangiomes* quand elles sont formées par des vaisseaux lymphatiques et qu'il circule du lymphe dans leur intérieur.

Causes. — Ces kystes sont *toujours* congénitaux et sont dûs à une malformation du système vasculaire.

Description. — Ces tumeurs sont caractérisées par la dilatation des petits vaisseaux déjà existants, par la formation de vaisseaux nouveaux, par la communication de ces vaisseaux avec les lacunes de tissu conjonctif, et finalement par la dilatation et l'isolement d'une ou de plusieurs des cavités ou lacunes vasculaires qui constituent la masse.

Elles sont molles et peuvent atteindre un

grand volume (depuis la nuque jusqu'à l'omo-plate).

Structure. — Ils sont *uniloculaires* (il y a alors une grande poche principale, avec un gâteau de petits kystes en un point) ou *multiloculaires* (il y a alors plusieurs poches, plus ou moins grandes).

Contenant. — La paroi de toutes ces cavités est formée d'une assise de tissu conjonctif jeune (cellules nombreuses) ou adulte (fibres).

Dans les parois il s'infiltre quelquefois de la graisse, du cartilage, de l'os, des vaisseaux isolés, ou des vaisseaux disposés en tumeur (angiome pariétal). Sur cette assise conjonctive repose un endothélium plat, pareil à celui des vaisseaux lymphatiques.

Contenu. — Les cavités contiennent :

1° De la sérosité limpide, jaune ou verdâtre.

2° Du sang en nature, ou du sang coagulé ou du sang en bouillie, formant avec le sérum un magma noirâtre.

3° De la sérosité louche, ou du pus, si le kyste a été infecté.

Au microscope, de leucoccytes et cristaux d'hématine.

A l'analyse chimique, les substances ordinairement contenues dans le sérum, du sang et de la lymphe.

Clinique. — *A la vue* : Tumeur volumineuse, bosselée, arrondie; la partie antérieure paraît blanche, nacrée ou bleuâtre.

Au toucher : Tumeur adhérente profondément, ordinairement mobile sous la peau, mais quelquefois adhérente à elle par usure mécanique ou inflammation.

Tumeur molle, fluctuante par points, dure en d'autres, soulevée quelquefois par battements artérielles et pseudo-réductible.

Accidents fonctionnels. — Troubles variables de respiration, déglutition ou mastication, suivant le siège et le volume.

Pronostic. — Pas grave.

Marche. — Ordinairement la tumeur reste stationnaire, car, à l'encontre des kystes dermoïdes et mucoïdes, les kystes séreux sont cliniquement appréciables à la naissance.

Il est rare de les voir guérir ; ils le peuvent cependant, soit par transformation fibreuse, ou lipomateuse de la tumeur, soit par rupture par suppuration et bourgeonnement des cavités qui se comblent (dans ce dernier cas, accidents infectieux à redouter).

Traitement. — *L'ablation* : Lorsque l'extirpation totale est impossible, marsupialisation de la partie profonde de la poche.

V. — GRENOUILLETTE CONGÉNITALE.

(Voy. *Grenouillettes.*)

IV. — ODONTOMES

Variétés. — On les divise en trois variétés : *L'odontome embryoplastique* ; *l'ondontome coronaire* ; *l'odontome radiculaire.*

I. — ODONTOME EMBRYOPLASTIQUE.

Tumeur solide, développée aux dépens du follicule dentaire, quand la calcification n'est pas encore commencée.

Il est encore connu sous les noms de *fibrome des mâchoires, tumeur fibro-plastique*, etc.

On y trouve des grains adamantins ou dentinaires.

II. — OTONDOME CORONAIRE.

Tumeur solide, développée aux dépens du follicule, pendant la calcification de la couronne, aux divers stades de cette calcification. Il peut être dentinaire (diffus-circonscrit), adamantin, adamantino-dentinaire.

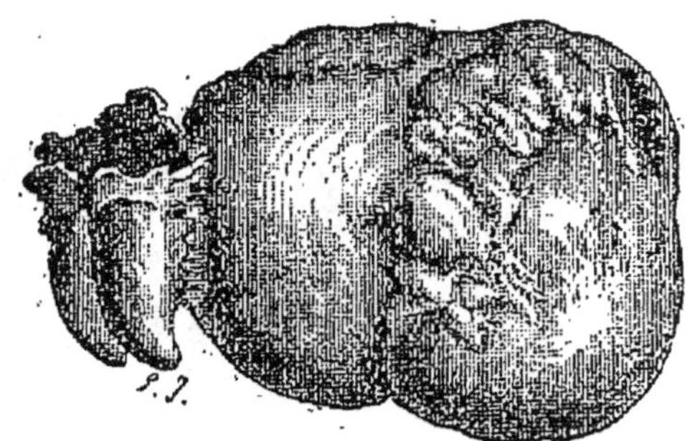

Fig. 2. — Otondome coronaire circonscrit. (*Musée Dupuytren.*)

Lorsqu'ils sont adamantins, les odontomes ressemblent à des petites perles. On les trouve entre les racines des molaires.

Lorsqu'ils sont dentinaires, ou adamantino-dentinaires, *circonscrits*, ils ont la forme

d'une saillie plus ou moins grande, accolée à
la couronne, et l'apparence que présentent les
figures 2 et 3.

Enfin les odontomes coronaires peuvent se
présenter sous forme d'une grosse masse, ne

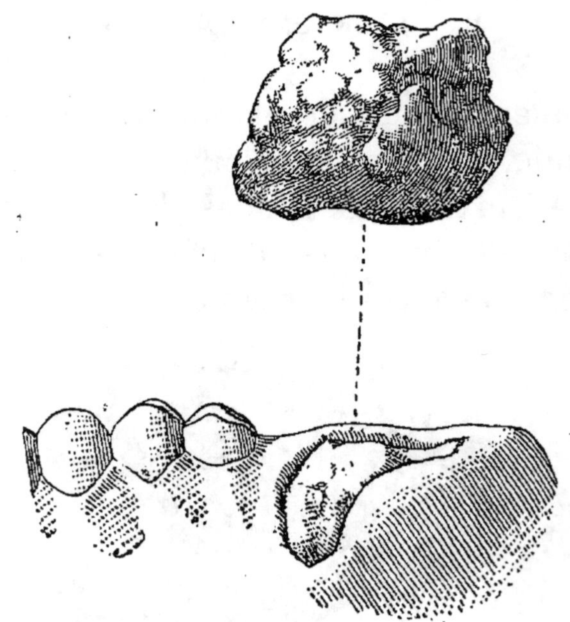

Fig. 3. — Odontome coronaire, circonscrit en place avant
l'extraction. (*P. Dubois.*)

rappellant que vaguement les lignes exté-
rieures d'une dent ; — les tissus adamantins
et dentinaires sont réparties inégalement et
des lacunes étendues se voient entre eux, sur
différents points. — C'est l'*odontome coro-*

naire diffus, le plus grave de ces variétés, (fig. 4).

Disons enfin pour terminer, que certains auteurs décrivent sous le nom d'*odontome odontoplastique*, une variété intermédiaire

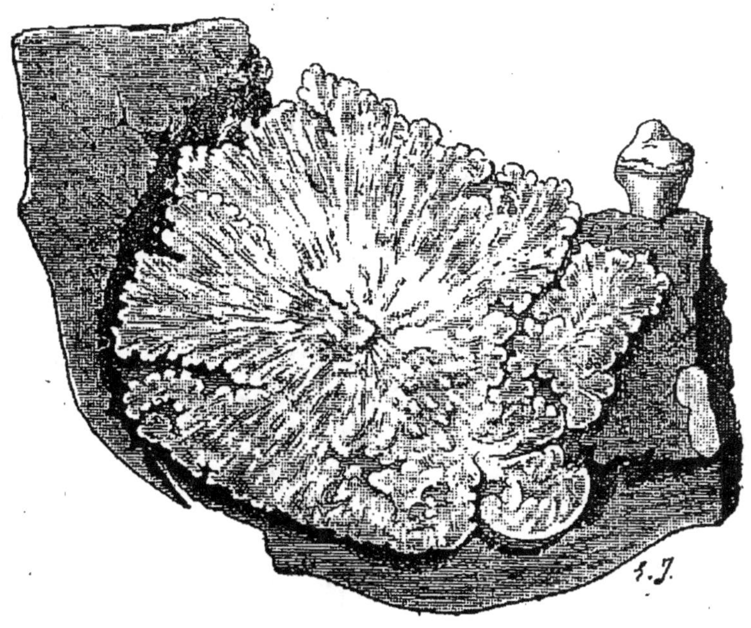

Fig. 4. — Odontome coronaire diffus, développé aux dépens de la seconde molaire permanente. (*Tomes*).

entre l'odontome embryoplastique et l'odontome coronaire.

Nous ne croyons pas devoir nous étendre sur ce sujet, vue l'origine de ces tumeurs, que nous décrivons pour chaque variété.

III. — **OTONDOME RADICULAIRE.**

Tumeur solide, développée aux dépens du follicule, pendant la calcification des racines.

Traitement. — Consiste en l'éradication de la tumeur *sans enlever* aucune portion du maxillaire lui-même.

Extraire d'abord toutes les dents qui peuvent se relier à la tumeur.

Pronostic. — Sans aucune gravité (les odontomes adamantins passent souvent inaperçus).

V. — SARCOMES ET CARCINOMES DES MACHOIRES

Causes. — *Les sarcomes* viennent tous, soit du cordon folliculaire (alors on les dit *adamantins*), soit d'une invagination de l'épithélium de la gencive (alors ce sont des *épithéliomas*).

Les carcinomes n'existent pas spontanément dans les mâchoires: c'est d'abord, ou un sarcome, ou un épithélioma; l'un ou l'autre peuvent se transformer en vieillissant et devenir carcinomes (dans les sarcomes, il se formera des alvéoles contenant des cellules libres).

(Dans l'épithélioma, les cellules épithéliales, qui tapissent les côtés de l'épithélioma, deviendront libres à son intérieur.)

Quand vous avez une membrane d'enveloppe, ce n'est pas un carcinome. Quand l'enveloppe crève, il se forme un carcinome (voir le cancer de la langue au chapitre des *Maladies de la langue*).

VI. — ENCHONDROMES DES MACHOIRES

Tumeurs cartilagineuses, très rares.

Variétés. — On en observe deux : le *chondrome naissant du centre de l'os;* le *chondrome qui se développe au-dessous du périoste* (dit périchondrome).

La première variété observe surtout à la mâchoire inférieure, la deuxième à la mâchoire supérieure.

Causes. — Inconnues, le jeune âge est une cause prédisposante.

Description. — Tumeur dure, ossifiée en certains points. Les euchondromes atteignent un volume énorme.

Diagnostic. — Facile; car à l'encontre des tumeurs malignes, il n'y a ni ulcération, ni hémorragie, ni engorgement ganglionnaire, ni même altération de la santé générale.

Traitement. — Extirpation complète.

VII. — OSTÉOMES

Se développent au-dessous du périoste (quelquefois à l'intérieur de l'os).

Causes. — La syphilis et les traumatismes. Ce sont des tumeurs du jeune âge.

Diagnostic. — Ne pas confondre avec les odontomes.

Marche. — Très lente et indolente. Elles sont quelquefois accompagnées de grandes douleurs.

Traitement. — Enlèvement du maxillaire attaqué.

VIII.— KYSTES DENTIGÈRES OU EMBRYOPLASTIQUES

Le kyste dentigère se développe toujours aux dépens de l'organe de l'émail, mais à un moment ou la couronne est déjà calcifiée, ou encore la couronne et la racine. Ces kystes, en se développant, refoulent devant eux les parois du maxillaire.

A la mâchoire inférieure, ils refoulent le canal dentaire inférieure ; ce n'est que très tard qu'ils peuvent l'envahir.

Au contraire, dans l'épithélioma de la mâchoire, le canal dentaire *est rapidement envahi* d'un phénomène douloureux, et anesthésie.

Causes. — Ces kystes dentigères sont dûs à la formation d'un liquide séreux entre la dent incluse et le sac dentaire, c'est-à-dire que la gelée de l'émail, au lieu de former la membrane de nasmyth, se transforme en un liquide séreux. D'après Tomes, il n'y aurait pas de cément coronaire sur les dents enkystées.

3.

Traitement. — Large ouverture du kyste et évacuation du contenu.

IX. — ABCÈS RÉTRO-PHARYGIENS AIGUS

Adéno-phlegmons des ganglions lymphatiques postéro-latéraux du pharynx (ou ganglions de Gillette).

Classification et variétés. — On divise les abcès pharyngiens aigus en abcès *rétro-pharyngiens*, *latéro-pharyngiens* et *antéro-pharyngiens*.

Nous ne décrirons que la première de ces variétés, l'*abcès rétro-pharnygien*.

On les divise en : abcès rétro-pharyngien supérieur et rétro-pharyngien inférieur.

Causes. — *Causes prédisposantes* : L'enfance, le sexe masculin, les maladies exanthémateuses et la pyohémie.

Causes déterminantes : L'inflammation de la muqueuse (l'angine tonsillaire en particulier). Cathéterisme, plaies, contusions, brûlures, rétrécissement des parties supérieures de l'œsophage, laryngite, etc. Enfin le point de départ a souvent lieu dans les ganglions lymphatiques situés à la partie postéro-latérale du pharynx.

Symptômes. — Varient selon que l'abcès rétro-pharyngien est supérieur ou inférieur.

Dans le premier cas (*signes physiques*) : Raideur du cou. Renversement de la tête. La paroi postérieure du pharynx forme une saillie que le doigt peut sentir et qui permet de constater la molesse et la fluctuation.

Symptômes fonctionnels : Déglutition pénible et douloureuse.

Dans le deuxième cas (*abcès rétro-pharyngien inférieur*) : Il est très difficile de sentir ou de voir la tumeur (même avec le laryngoscope), car le malade s'y oppose (l'évolution de l'abcès et lent). Les signes physiques sont :

1° Une tumeur molle sentie en introduisant le doigt profondément dans la gorge ;

2° La raideur du cou et le renversement de la tête.

Symptômes fonctionnels : Dysphagie, dyspnée, et douleur dans les mouvements de déglutition.

Diagnostic. — Tenir compte du début de la

maladie et de l'intensité de la fièvre qui l'accompagne. Lorsqu'on peut ouvrir la bouche, il faut explorer la région pharyngée et constater s'il y a fluctuation.

Traitement.—Donner issu au pus le plus tôt possible, avec un bistouri entouré de linge jusqu'à une faible distance de la pointe.

Complications : La mort peut survenir par œdème de la glotte, ou par ouverture de l'abcès dans les voies respiratoires.

X. — ANGINE DE LUDWIG

Phlegmon gangréneux du plancher de la bouche; angine sous-maxillaire infectieuse; fluxion de la bourse de Fleischman.

Causes. — *Causes prédisposantes* : Les refroidissements répétées; l'âge de vingt à trente ans (jamais chez les vieillards, quelquefois chez les enfants); le sexe masculin.

Causes déterminantes : L'introduction de l'agent infectieux au niveau d'une dent cariée.

Les lésions consécutives au développement difficile de la dent de sagesse.

Symptômes. — *Période de début* : Léger mouvement fébrile, gêne de déglutition, céphalalgie, innapétence, salivation. Le plancher buccale est saillant.

Période d'état : Fièvre vive (40 degrés); teinte subictérique des conjonctives; albuminurie, et tous les symptômes d'un état infectieux. La langue est refoulée en haut.

Marche. — Abandonnée à elle-même, l'angine de Ludwig se termine par la mort.

Diagnostic. — Ne pas confondre avec abscès sous-lingual, ni avec estéomyélite aiguë du maxillaire inférieur.

Traitement. — Le pus n'étant pas collecté, plusieurs incisions profondes suivies de lavages antiseptiques.

CHAPITRE III

SYPHILIS ET TUBERCULOSE DE LA BOUCHE

I. — SYPHILIS DE LA BOUCHE

La syphilis est une maladie infectieuse inoculable contractée surtout dans le coït.

Elle est *acquise, héréditaire précoce ou héditaire tardive.*

SYPHILIS ACQUISE.

Caractérisée par trois sortes d'accidents, et on la divise en trois périodes dites : *primitive, secondaire* et *tertiaire.*

La période d'incubation est de dix à soixante jours, à partir du moment de l'infection.

L'accident primitif est le *chancre infectant*

ou induré; il siège au point d'inoculation et il est accompagné ou suivi d'un bubon polyganglionnaire.

Les accidents de la période secondaire sont : la roséole, les syphilides, les douleurs ostéocopes, l'ictère et la céphalée. Cette période dure de deux à six ans, et les accidents qui la caractérisent ne frappent la peau et les muqueuses que superficiellement, ce qui fait qu'ils réagissent peu sur l'appareil ganglionnaire et ne sont accompagnés que de peu ou pas d'adénite.

Les accidents de la période tertiaire atteignent tous les organes superficiels et profonds. Ils sont caractérisés par la formation de néoplasmes du tissu conjonctif et n'arrivent quelquefois qu'au bout de dix à vingt ans. Ce sont : les gommes, les périostites, ostéites, exostoses et les phénomènes cérébraux et médullaires.

SYPHILIS HÉRÉDITAIRE.

Assez fréquente. Les signes sont : la déformation crânienne et nasale; les lésions des os longs ; l'imperfection et la lenteur du développement; les kératites interstitielles et les irites chroniques précoces ; la surdité, les cicatrices de la peau et enfin les érosions dentaires (voy. au chapitre *Maladies des dents*, les « dents syphilitiques », page 61).

Traitement de la syphilis. — Par le mercure d'abord, puis par le mercure et l'iodure de potassium, enfin par l'*iodure de potassium* seul.

Période primitive, traitement local : Toucher le chancre syphilitique à plusieurs reprises au nitrate d'argent.

Traitement général : Donner tous les jours une pillule de proto-iodure d'hydrargyre de 5 centigrammes (Dieulafoy).

Période secondaire : Le traitement local est le même.

Traitement général : On peut associer l'iodure de potassium au traitement mercuriel; interdire l'alcool et les mets épicés qui favorisent le retour des plaques muqueuses. Pendant le traitement mercuriel, adjoindre 2 ou 3 grammes par jour de chlorate de potasse en potion.

Période tertiaire : Traitement à l'iodure de potassium. Commencer par 1 ou 2 grammes par jour, et monter rapidement à 5, 10 et 15 grammes. Régime lacté et fortifiant (le lait aide à supporter l'iodure de potassium).

SYPHILIS BUCCALE.

Période primitive : Le chancre syphilitique de la bouche est plus fréquent chez l'homme que chez la femme. Il est ordinairement solitaire et siège le plus souvent sur l'une des lèvres. On rencontre aussi sur la langue et les amygdales, plus rarement sur les gencives, le palais et le pharynx.

L'inoculation se fait directement, ou par l'intermédiaire de divers objets, tels que la pipe, cuillers, verres, gobelets ou instruments malpropres ayant servis aux syphilitiques. Les chancres de la bouche ne sont pas douloureux et sont accompagnés d'une adénité multiple et indolente, ils durent de quatre à cinq semaines.

Période secondaire de la syphilis buccale : Cette période est caractérisée surtout par les *plaques muqueuses* dont il y a plusieurs variétés ; tantôt ce sont des ulcérations (syphilides ulcéreuses), des érosions (syphilides érosives), ou des papules [syphilides papulo-érosives] (Tournier).

Toutes ces syphilides sont gènantes mais peu douloureuses. Elles siègent, par ordre de fréquence, aux amygdales. piliers, voile du palais, lèvres et langue. Elles apparaissent quelques semaines après l'accident primitif, c'est-à-dire dès le second ou troisième mois de l'infection syphilitique. Leur durée est de deux ou trois années ; elles sont multiples, erratiques, récidivantes et contagieuses (l'inoculation produit un chancre).

Période tertiaire : les accidents de cette période s'observent dans la bouche sous trois formes principales : les *ulcérations tertiaires*; le *syphilome diffus*; *les ulcères gommeux*.

Les premières répondent aux syphilides ulcéreuses de la peau : elles siègent aux amygdales, piliers, bords du voile et au pharynx.

Le syphilome diffus s'observe, par ordre de fréquence, à la langue, le voile du palais, lèvres, joues et le plancher buccale.

Quant aux ulcères gommeux (gommes syphilitiques circonscrite qui, abonnées à elle-mêmes, se sont terminées par ulcérations); ils siègent *surtout* au *voile du palais*, mais aussi à la voûte palatine, piliers, pharynx, amygdales, langue et lèvres.

Ils ont peu ou pas de retentissement sur les ganglions du voisinage.

Nous allons.maintenant passer à une étude plus approfondie de ces différentes lésions, en étudiant la *syphilis linguale*, qui nous servira comme type de la syphilis buccale.

SYPHILIS LINGUALE.

ACCIDENT PRIMITIF. —*Description* : Le chancre induré de la langue est très rare. Il est *fissuraire, érosif* ou *chancre-type*. A l'état naissant, il n'a pas de caractère spécifique mais ; à la période d'état, c'est une ulcération lisse arrondie, à fond grisâtre dont les bords sont rouges et réguliers et dont la base est indurée.

Habituellement solitaire, il est fixe et sans retour.

Quelquefois on le trouve saillant et mamelonné (ce qui fait ressembler au cancroïde). Il siège à la pointe chez l'homme, un peu partout chez la femme.

Ce qui le caractérise, c'est qu'il est dur, seul, et repose sur une base saillante et parcheminée ; qu'il a un bubon polyganglionnaire non suppuré, précose, et qu'à la palpation ses bords donnent la sensation des bords d'une carte de visite.

Il apparaît au point d'inoculation, de quinze à quarante jours après l'infection.

ACCIDENTS SECONDAIRES. — Les plaques de la syphilis linguale sont multiples, erratiques et récidivantes.

La plaque muqueuse apparaît quelques semaines après l'accident primitif et s'établit surtout sur les régions sales ou celles soumises à des irritations ou traumatisme répétés.

Elle siège le plus souvent sur les bords de la langue, et le frottement incessant des dents ou le contacte répété d'un tuyau de pipe (chez les fumeurs) détermine souvent son ulcération.

La plaque muqueuse de la langue se présente sous forme de *plaque lisse* ou papule.

Lorsqu'elle est plane, à fleur d'épithélium, ou creusé dans la muqueuse, elle est :

Nivellante, sorte de plaque lisse, non érocive, comme vernie; on dirait que les papilles linguales ont été rasées (Alfred Fournier);

Érosive, desquamation, épithéliale plane, lisse et rosée (Sebileau);

Ulcéreuse, c'est l'érosion qui s'est étendue en largeur et en profondeur (Sebileau);

Tissuraire, rigole qu'on voit sur la pointe et les bords de la langue, au niveau des sillons interdentaires (Sebileau).

Lorsqu'elle est saillante, on la dit :

Papuleuse. Petites élevures lenticulaires sur le dos de la langue (Sebileau);

Hypertrophique. Saillies plus larges, plus grosses, plus soulevées, rebelles à la thérapeutique qui donnent à la langue, si elles sont multiples, une apparence bosselée, chagrinée, de dos de crapaud (Sebileau).

Elle s'accompagne d'une adénite polyganglionnaire plus ou moins marquée et non suppurée.

ACCIDENTS TERTIAIRES. — Les accidents qui caractérisent cette période sont : la syphilome en nappe (ou lésion gommeuse diffuse) et la gomme (ou gomme circonscrite) ; autrement dit, lorsque le tissu conjonctif néoformé, dont la production caractérise la syphilis tertiaire, naît, vit, devient adulte, s'organise et se diffuse (tissu de sclérose), c'est la *glossite interstitielle* (Sebileau).

Lorsque le tissu conjonctif naît, vit, se cantonne et meurt de gangrène, c'est *la gomme* (Sebileau).

La première de ces lésions ou *glossite*

scléreuse est superficielle ou profonde.

Elle est constituée par une infiltration de cellules embryonnaires qui, au lieu de se nécrobioser et subir la dégénérescence granulo-graisseuse, comme les éléments de la gomme circonscrite, finissent par aboutir à l'organisation d'un tissu fibreux, induré et scléreux. Elle est plus fréquente chez l'homme que chez la femme et ne se développe que dans les périodes avancées de la syphilis, c'est-à-dire vers la cinquième année de la maladie.

Lorsque la glossite est superficielle ou corticale, elle siège dans le derme de la muqueuse. Elle forme des indurations parcheminées plus ou moins réunies, au-dessus desquelles les parties altérées sont comme rasées, vernies, dépapillées (Alfred Fournier).

La muqueuse malade est tantôt d'un rouge foncé, tantôt blanchâtre.

« La langue est comme parquetée » (Alfred Fournier). Elle est atrophiée et sa nutrition est troublée par ces tissus de sclérose. Sa sensibilité est amoindrie, et il se produit au sein de l'organe de portions nécrosées ou caséeuses.

Lorsque la glossite est *profonde*, elle occupe à la fois l'épaisseur de la muqueuse et tout le tissu cellulaire interstitiel de l'organe. La langue est augmentée de volume.

« Le tissu conjonctif étranglant, étoutfant, l'élément noble de la langue lui donne bientôt un aspect bosselé, difforme, irrégulier. Alors apparaissent des bosselures, des lobules inégaux, irréguliers, durs, séparées par des crevasses, des sillons (sillons de Saison et Clarke, *Thèse*, 1871), des fissures, gerçures larges et étroites, superficielles ou profondes » (Sebileau).

Cette glossite évolue lentement, sans douleur ni adénite.

La langue devient de plus en plus rigide, perd peu à peu ses fonctions et la phonation, déglutition et mastication se font avec peine.

LA GOMME. — Elle est *superficielle* ou *profonde*. Son aspect clinique est pareil dans les deux cas et elle peut avoir toutes les dimensions jusqu'au volume d'une noix.

Très dure au début, la gomme linguale se ramollit de plus en plus, au point de devenir fluctuante. Elle est peu douloureuse, mais très gênante à cause de la salivation continuelle, et de la difficulté de déglutition, mastication, et phonation.

Elles ne sont accompagnées que de peu ou pas d'engorgement ganglionnaire.

Gommes superficielles : Ce sont des petites nodosités qui se développent dans l'épaisseur de la muqueuse et forment des petites bosselures indurées qui, peu à peu, se nécrobiosent, laissant à leur place une ulcération arrondie, à bords nets, dont le fond, d'abord gris jaunâtre, bourgeonne ensuite.

Gommes profondes : Elles siègent dans le tissu musculaire de la langue, vers la face supérieure de l'organe.

Plus volumineux que les gommes superficielles, mais présentant les mêmes caractères. Elles sont multiples.

La langue est comme bourrée de noisettes.

Diagnostique de la syphilis linguale (voy. *Ulcérations de la langue*, au chapitre des « maladies de cet organe »).

Traitement (voy. *Généralités sur la syphilis*).

DENTS SYPHILITIQUES DE HUTCHINSON.

Dents présentant des déformations dentaires avec érosion.

Description. — Les deux dents typiques de Hutchinson sont les incisives centrales supérieures de la deuxième dentition.

Ces dents présentent une érosion en échancrure sur la face titurante (fig. 5).

Causes. — Pour Hutchinson, Parrot et Alfred Fournier, l'érosion est due à la syphilis héréditaire ; pour Magitot et Broca, au con-

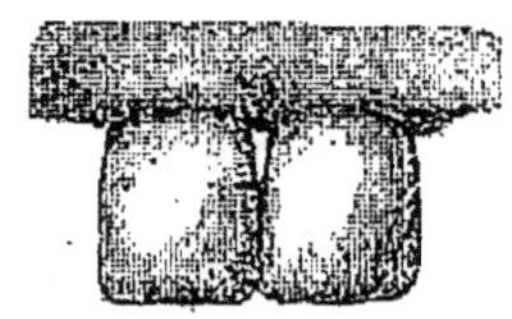

Dents normales.
(Incisives supérieures.)

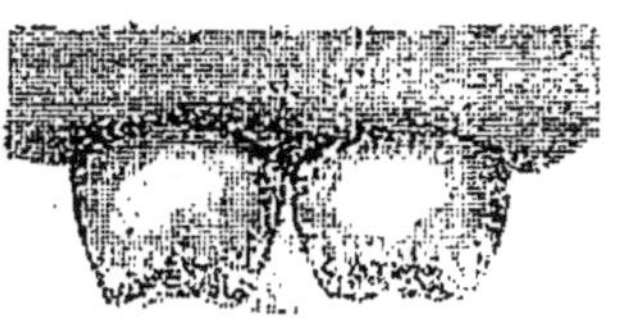

Dents syphilitiques.
(Incisives supérieures.)

Fig. 5. — Comparaison de dents syphiliti ques avec les dents normales

traire, elle a pour cause un arrêt brusque de la calcification, due à une maladie quelconque et spécialement à *l'éclampsie infantille*.

Cependant, qu'il nous soit permis d'ajouter que lorsqu'on observera l'érosion sur les deux incisives supérieures permanentes et que le malade est atteint, en outre, de *kératite interstitielle* (inflammation chronique de la cornée), le doute n'est plus possible et l'on peut être certain qu'il y a là un signe pathognomonique de la syphilis héréditaire.

Traitement. — On avait espéré de bons résultats de l'administration du phosphate de chaux à l'intérieur, mais cet espoir a été déçu. La seule chose à faire est de prescrire une alimentation rationnelle et soigner l'état général du petit malade.

II. — TUBERCULOSE DE LA BOUCHE

Les ulcérations de la bouche et de la gorge, qu'on rencontre quelquefois chez les sujets tuberculeux, ne sont pas des ulcérations de nature cachéctique, comme on l'a cru d'abord ; ce sont bien des « *ulcérations tuberculeuses* résultant d'une tuberculose sur place » (Trélat).

Elles sont solitaires ou multiples et siègent, par ordre de fréquence, à la langue, au pharynx et à l'isthme du gosier. A la voûte palatine, elles sont assez rares ; aux lèvres et aux gencives *très rares*.

L'ULCÉRATION TUBERCULEUSE DE LA LANGUE. — Est presque toujours unique au début.

Siège le plus souvent à la pointe ou à la face supérieure de l'organe, plus rarement à sa face inférieure.

Période de début. — *Signes fonctionnels* : Légère cuisson et douleur au contacte des aliments et liquides.

Signes physiques. —Il se produit à la muqueuse une tache jaunâtre, arrondie, formant relief; puis l'épitélium tombe, laissant à sa place une ulcération qui débute souvent sous forme de fissure et produit une véritable hypertrophie des papilles.

Période d'état. — *Signes fonctionnels* : Les mêmes aggravés : douleur vive, qui est exaspérée par le contact des aliments et les mouvements de déglutition.

Difficulté de mastication, déglutition et phonation.

La salivation est abondante.

Signes physiques : L'ulcération est constituée; elle est plus ou moins irrégulière, atone ; les bords sont saillants, festonnés, boursouflés, d'un rouge vif.

Le fond est enduit d'une couche de mucus recouvrant une surface inégale d'un gris jaunâtre.

En vieillissant, elle devient profonde, anfractueuse et très escavée (Dieulafoy).

Tout autour de l'ulcération, on observe un

semis de petits points ou plaques jaunâtres (très importants pour le diagnostic) qu'on avait pris à tort pour des orifices folliculaires, mais qui ne sont que des granulations tuberculeuses.

Période de déterminaison. — Elles peuvent guérir et se cicatriser bien que le fait soit très exceptionnel.

Marche. — Très lente.

Pronostic. — Très grave, aussi bien à cause de l'infection phtisique générale que par la difficulté de l'alimentation, en présence des douleurs continuelles et de la suppuration abondante.

Diagnostic. — (Voy. *Ulcérations de la langue*, p. 107).

Traitement. — En dehors du traitement général approprié, on pratiquera des attouchements d'un collutoire à la cocaïne, pour diminuer les douleurs, par exemple.

R.	Glycérine.	15,00 grammes
	Satol	0,25 —
	Chlorhydrate de cocaïne.	0,50 —
M.	Pour attouchement au pinceau.	(Viau.)

Les cautérisations ou thermo-cautère (employés par M. Trélat pour enrayer l'évolution de l'ulcère tuberculeux) et le clorate de potasse conseillés par M. Féréol, ne produisent que des améliorations passagères; il en est de même des applications de teinture d'iode ou d'iodoforme. Il faut donc s'adresser, avant tout, au traitement général de la diathèse tuberculeuse, le traitement local n'étant que palliatif.

CHAPITRE IV

LUXATIONS, FRACTURES ET MALADIES DES MACHOIRES

I. — FRACTURES DE LA MACHOIRE SUPÉRIEURE

Les fractures de la mâchoire supérieure sont beaucoup plus rares que celles du maxillaire inférieure, cet os étant protégé contre les traumatismes extérieurs par la saillie du nez, de l'apophyse malaire et du menton.

D'un autre côté, elles ont souvent des conséquences plus sérieuses à cause de la grande violence que nécessite leur production.

Causes. — *Causes directes* : L'extraction d'une dent ; coup-de-pied de cheval ; blessure par arme à feu ; coup porté sur la face antérieure du maxillaire, etc.

Causes indirectes : Plus rares ; chute ou

violence portant sur l'apophyse malaire, le menton, ou même sur le crâne.

Variétés de fracture. — Il y a un grand nombre de variété, depuis la simple félure de l'os jusqu'au fracas complet des os de la face avec disjonction des deux maxillaires supérieurs.

Citons, en passant, la fracture à laquelle Alphonse Guérin a donné son nom. Celle-ci résulte d'un coup porté sur la face d'avant en arrière, au-dessous de l'orifice des narines. C'est une fracture transversale passant à 1 centimètre environ au-dessous de l'os malaire et se propageant en arrière jusqu'aux apophyses ptérygoïdes qui sont fracturées en même temps.

Complications. — Les dents de la mâchoire supérieure peuvent être brisées ou luxées.

L'hémorragie. — Plus fréquènte et plus abondante que dans les fractures du maxillaire inférieure.

La perte de sensibilité dans la zone de distribution du nerf sous-orbitaire (allant parfois jusqu'à la paralaysie permanente de ce nerf).

Enfin, on voit survenir quelquefois de

graves symptômes de commotion cérébrale quand la fracture s'étend jusqu'à l'os sphénoïde (parce que la fissure peut gagner le crâne).

Symptômes. — Mobilité anormale, crépitation et déplacement (il existe des cas où ces symptômes font défaut : tels sont les « fractures Alphonse Guérin » et les félures de la paroi antérieure du sinus, sans déplacement, etc.).

Diagnostic. — Simple, dans les fractures ordinaires, où la déformation, la mobilité et la crépitation sont apparentes.

Dans les fractures Alphonse Guérin, le diagnostic est plus délicat, la mobilité et le déplacement faisant défaut; on ne peut se baser que sur la coexistence de la fracture de l'apophyse pterygoïde. Avec le doigt on pourra constater la mobilité de cette apophyse ou, en tous cas, provoquer une douleur vive au niveau de son aile interne.

Nous avons pas cité la félure de la paroi antérieure du sinus sans déplacement. Ici encore le diagnostic est difficile et souvent les seuls symptômes sont une anesthésie plus ou moins marqué de la joue, ou encore l'emphysème des paupières résultant de la déchirure du sinus.

Pronostic. — Pas grave.

Traitement. — Des attaches du maxillaire supérieur sont si nombreuses qu'on éprouve peu de difficulté à maintenir les fragments en position; dans la plupart des cas, il suffira de soutenir la mâchoire inférieure avec un bandage, de sorte que les dents inférieures fourniront un point d'appui à la mâchoire supérieure.

Les fragments se consolident avec une extrême rapidité; en raison de la vascularité des os qui composent la mâchoire supérieure, il faut donc éviter d'enlever les esquilles. S'il y a un enfoncement considérable des fragments, on les relevera soit avec les doigts, soit avec un instrument agissant par les fosses nasales.

L'hémorragie, qui est souvent considérable, sera arrêtée par l'application du froid, des agents styptiques, ou, en dernier lieu, par le cautère actuel, ou la ligature de la carotide. L'antisepsie est moins nécessaire que pour les fractures du maxillaire inférieur, cependant on fera bien de faire quelques lavages au chloral (voy. *Fracture du maxillaire inférieur*).

II. — FRACTURES DE LA MACHOIRE INFÉRIEURE

Plus fréquentes que celles de la mâchoire supérieure ces fractures sont remarquables par le fait qu'elles sont *presque toujours* compliquées de plaie du côté de la bouche, bien que la peau est rarement déchirée. Ceci provient de ce que le tissu fibreux de la gencive est fort peu élastique, et se rompt facilement.

Causes. — *Causes directes* : Chutes sur le menton, blessure par arme à feu, coup de pied de cheval, etc., l'extraction d'une dent a quelquefois occasionné la fracture du rebord alvéolaire ; on a même observé des fractures complètes du maxillaire, dues à l'application peu judicieuse de la clef de Garenjeot.

Causes indirectes : Elles agissent soit en exagérant soit en diminuant la courbe de la mâchoire inférieure ; par exemple l'action d'une roue de voiture, qui presse sur un côté de la mâchoire, dont l'autre est appuyé sur le sol. Les chutes sur le menton peuvent aussi occasionner des fractures indirectes de l'apophyse coronoïde, et du col du condyle.

Variétés. — On a vu des fractures siéger au niveau de la symphyse du menton, mais plus souvent elles siègent sur l'une des parties latérales du corps de l'os. Dans ce dernier cas la fracture peut être verticale mais, dans la plupart des cas, elle est oblique. Le plus souvent, le trait de fracture se fait de haut en bas, et d'arrière en avant. Habituellement, le fragment postérieur est taillé en biseau, aux dépens de la table interne de l'os.

Enfin, il existe aussi des fractures du col du condyle, des branches montantes de la mâchoire, et même de l'apophyse coronoïde, bien que ces dernières soient très rares, surtout celle du condyle.

Complications. — Lorsque la fracture porte sur le corps du maxilllaire, elle est *toujours* compliquée de plaie du côté de la bouche, par suite du peu d'élasticité du tissu fibreux de la gencive, qui se rompt facilement. Ceci permet à la salive et l'air d'entrer en communication avec le foyer de la fracture, d'où accidents de septicémie à craindre (lorsque la lésion porte sur l'apophyse coronoïde où le condyle cette complication ne s'observe pas, l'os étant situé trop profondément pour que la blessure s'étende jusque dans la bouche).

Les plaies de la face n'accompagnent guère les fractures de la mâchoire inférieure, que dans les cas de blessures par armes à feu.

L'hémorragie est rare, à moins que la paroi antérieure du conduit auditif ne soit fracturée, ce qui produit une hémorragie par l'oreille. *La rupture de l'artère dentaire* est presque inconnue, sans doute à cause de l'élasticité de cette artère.

La déchirure du nerf dentaire, se traduit par la perte de sensibilité de la lèvre inférieure du côté lésé, toutefois cette complication est rare.

La luxation et la fracture des dents est assez fréquente. Lorsque la ligne de fracture a traversé l'alvéole, une dent peut tomber entre les fragments osseux et en empêcher la coaptation.

La nécrose n'est pas très rare. Enfin dans les fractures doubles, avec détachement d'un fragment médian, la suffocation immédiate est possible, par suite de la chute de la langue dans l'arrière-gorge.

Symptômes. — Ordinairement bien caractéristiques. Douleur et crépitation en fermant les mâchoires, tuméfaction de la région de la mâchoire, crachement de sang, salivation augmentée, mobilité anormale et déplacement. Dans les cas habituels, le fragment postérieur est porté en haut et en dehors par les muscles élévateurs de la mâchoire, tandis que le fragment antérieur est porté en bas et en arrière par les muscles sushyoïdiens. Dans les fractures doubles, détachant un fragment médian, celui-ci est porté en bas et en arrière.

Dans les fractures verticales, le déplacement est presque nul; il en est de même dans les fractures des bronches montantes. Lorsque l'accident porte sur l'apophyse cornoïde, le fragment supérieur est entraîné en haut par le muscle temporal.

Dans les fractures du col du condyle celui-ci est entraîné en avant et en dedans par le pteryvoïdien externe.

Diagnostic. — Ordinairement facile, car, en

dehors des symptômes que nous venons de décrire, la position d'une personne atteinte d'une fracture du maxillaire est, d'après Christophe Heath, très caractéristique. « Elle essaye, nous dit cet auteur, dans son admirable *Traité des maladies des mâchoires*, de *soutenir et d'affermir les fragments avec ses mains, de la manière la plus attentive, et son désir anxieux d'être soulagée se complique, souvent d'une façon fort drôle, de son impossibilité à exprimer par la parole la nature du mal.* »

Les cas les plus difficiles à diagnostiquer sont : les fractures des branches montantes, de l'apophyse coronaire et du col du condyle où souvent l'on ne peut se baser que sur la mobilité anormale, et la douleur produite en introduisant le doigt dans la cavité buccale, et en pressant sur le point où l'on soupçonne la fracture.

Pronostic. — Fâcheux, à cause des graves accidents de septicémie qui peuvent survenir.

Marche et durée. — Dans les cas favorables la fracture guérit au bout de trente à quarante jours.

Traitement. — Trois indications : 1° la ré-

duction du déplacement qui peut exister ;
2° la contention des fragments ; 3° l'antisepsie rigoureuse de la cavité buccale. Nous
n'insisterons pas sur la première de ces indications, car, ordinairement, la réduction de
la fracture s'obtient sans difficulté.

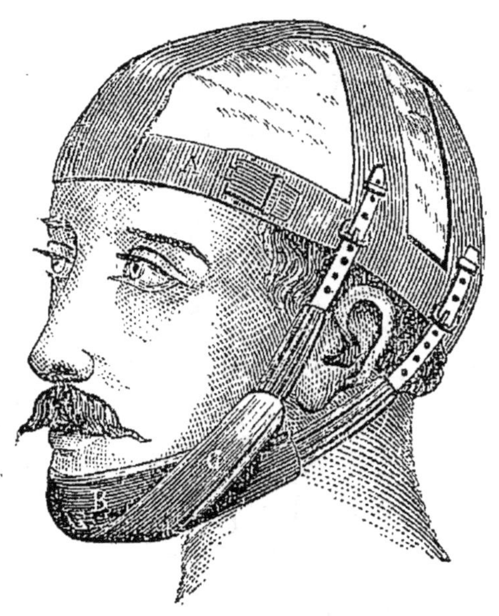

Fig. 6. — Appareil de Bouisson pour les fractures du maxillaire
inférieure. Fronde à chefs élastiques appliquée.

La contention des fragments est plus difficile, et un grand nombre d'appareils ont été
imaginés pour la faciliter. Nous ne citerons
ici que ceux qui sont les plus employés.

Le plus simple de ces appareils, c'est la

fronde (fig. 6). C'est un bandage à quatre chefs dont le centre est fendu pour recevoir le menton et dont les extrémités se divisent en deux lanières (1).

« La partie étroite de la compresse répond à la lèvre inférieure, tandis que la plus large embrasse le dessous de la mâchoire. Quant aux lanières, les deux qui correspondent à la partie inférieure du bandage se fixent au sommet de la tête et les deux autres au dessous de l'occipital » (Heath).

Cet appareil ne suffit que lorsqu'il n'y a pas beaucoup de tendance au déplacement. Dans le cas contraire, il faut avoir recours à des appareils plus compliqués.

Ceux de Martin (de Lyon), de Hammond et de Gunning (de New-York), sont peut-être les mieux connus. Le premier, se compose d'une gouttière en tôle d'acier qui se moule exactement sur toute l'étendue de l'arcade dentaire. Sur cette première gouttière est appliquée une seconde gouttière semblable, portant, à sa face antérieure et sur la ligne médiane, un ressort qui se recourbe pour sortir de la bouche et va se fixer sur une pièce

---

1. Gaujot, *Arsenal de la chirurgie*, t. I.

mentonnière en tôle vernie. Cette dernière se prolonge de chaque côté sur les joues, et à l'extrémité de ses prolongements sont de petits crochets servant à fixer une bande de caoutchouc qui passe sur le sommet de la tête (Kirmisson).

L'appareil de Hammond se compose d'un fil métallique du diamètre d'une forte épingle à cheveux que l'on plie en suivant exactement le contour des dents en avant et en arrière, puis l'on soude les extrémités avec la soudure d'argent.

L'appareil étant ainsi préparé, et s'adaptant bien sur le modèle en plâtre, on le glisse sur les dents, et tandis que d'une main on le maintient en place, avec l'autre main on l'attache solidement aux dents. Les fragments se trouvent ainsi assujettis et le malade peut se servir de sa mâchoire.

L'attelle de M. Gunning est en vulcanite. On prend une empreinte de la mâchoire inférieure et une autre de la mâchoire supérieure. S'il y a un déplacement vertical on scie le modèle inférieur entre les dents qui correspondent à la fracture, on ajuste les parties de façon à avoir une bonne articulation et on les fixe en position.

Il ne reste plus qu'à faire une pièce emboîtant et les dents inférieures, et les dents supérieures.

On aura soin de laisser une ouverture pour le passage des aliments, lavages, etc.

Enfin dans les cas où les appareils ne suffisent pas, il faut recourir à la suture osseuse.

Pour éviter le danger de septicémie, il faut faire de fréquents lavages de la bouche avec des liquides antiseptiques soit avec :

> Hydrate dn chloral . . . . . .   20 grammes
> Eau . . . .   1 litre

avec une

> solution de chlorure de zinc à 1 pour 250
> (4 grammes pour 1 litre d'eau).

ou avec de l'eau boriquée

> Acide borique. . . . .   40 grammes
> Eau . . . .   1 litre.

La meilleure de ces trois formules est la première ; l'eau boriquée étant trop faible comme antiseptique, et le chlorure de zinc très désagréable dans la bouche.

III. — LUXATON TEMPORO-MAXILLAIRE

Variétés. — Trois : traumatiques, mécaniques et physiologiques; pathologiques; congénitales.

Causes. — *Causes prédisposantes*: Sexe féminin; luxations antérieures; âge moyen de la vie.

Causes déterminantes : Physiologiques : rire, bâillements, etc, etc; vomissements, etc; coups sur la mâchoire, effort pour entrer une pomme dans la bouche, etc.; pathalogiques (exceptionnelles). Arthrite chronique accompagnée de désordres qui conduisent à l'ankylose ou à la disjonction des surfaces articulaires.

Anatomie. — L'articulation temporo-maxillaire appartient à la famille des diarthroses. C'est une articulation bi-condylienne. *Les moyens d'union consistent* : 1° en un ménisque; 2° en un ligament latéral interne; 3° en un ligament latéral externe; 4° en un ligament stylo-maxillaire.

Dans le mouvement d'abaissement de la mâchoire, le menton et l'angle de la mâchoire décrivent un arc de cercle, autour d'un axe fictif représenté par une ligne qui traverserait les branches montantes de la mâchoire inférieure au niveau du trou dentaire.

Le ménisque suit le condyle dans son mouvement en avant, glisse d'arrière en avant, sous la cavité glénoïde, puis s'engage, par un mouvement brusque, au-dessous de la racine transverse de l'arcade zygomatique.

Dans le mouvement d'élévation, le condyle rentre dans la cavité glénoïde (partie antérieure à la fissure de Glaser).

Chez les personnes n'ayant plus de dents, il déborde notablement en arrière de cette fissure.

Muscles : L'abaissement est produit par les muscles de la région sous-hyoïdienne ; l'élévation par le temporal, le ptérygoïde interne et le masséter.

Le mouvement en avant par le ptérygoïdien externe.

Les mouvements latéraux par le digastrique et les ptérygoïdiens (le condyle du côté opposé agissant comme *fulcrum* et pivottant sur son axe).

Anatomie pathologique. — La luxation est toujours en avant (s'il n'y a pas fracture concomitante), elle est toujours complète ; elle est unilatérale ou bilatérale.

La capsule est toujours perforée.

Pour expliquer pourquoi la bouche reste béante, il y a trois théories : la théorie ossenel, articulaire, *musculaire*.

1º *Théorie osseuse*. — Accrochement du bec coronoïdien sous le bord supérieur de l'os malaire (Nélaton).

Arc-boutement du condyle, contre le plan incliné pré-auditif (en avant de la racine transverse de l'apophyse zigomatique de l'os temporal (Richet).

2º *Théorie articulaire*. — Le condyle est empêché de rentrer dans la cavité glénoïde, par la cale que forme derrière lui le bord antérieur du ménisque resté dans la cavité (Mathieu).

3º *Théorie musculaire*. — Les muscles élévateurs de la mâchoire deviennent, par le fait même de la luxation, *élévateurs de l'angle de la mâchoire*, et *abaisseurs du menton* (Tillaux).

Symptômes. — 1º *Dans la luxation bilatérale, signes physiques* : La bouche est béante, et la mâchoire inférieure est portée en avant, ce qui produit la projection caractéristique de l'accident.

On trouve une dépression anormale immédiatement en avant de l'oreille, et la saillie du condyle se voit et se sent en avant de cette dépression.

A travers les joues et surtout dans l'intérieur de la bouche, on sent une autre saillie formée par l'apophyse coronoïde, immédiatement en arrière et au-dessous de l'os malaire.

On a décrit une autre saillie qui s'observerait immédiatement *au-dessus* de l'arcade zygomatique et qui serait causée par la contraction spasmodique du temporal.

Les tempes sont tendues et douloureuses par la même cause.

Symptômes fonctionnels. — Douleur vive, subite, au moment de l'accident. Salivation augmentée (par reflexe sécrétoire). Les lèvres étant écartées, celle-ci coule en dehors, d'ou sécheresse de la gorge. Déglutition difficile, parole *idem*, mastication impossible.

2° *Dans la luxation unilatérale.* — Les signes sont moins manifestes, et peuvent être mal interprétés.

Le menton est habituellement porté du côté *opposé* à la luxation, tandis que dans la fracture du col du maxillaire, il se dirige du côté lésé.

La dépression pré-auditive est aussi visible que dans la double luxation, mais n'existe que d'un seul côté.

La parole et la déglutition sont très difficiles.

Variétés exceptionnelles :

La luxation pathologique. — Exceptionnelle (voy. *Causes*);

La luxation congénitale. — Très rare ;

La luxation en haut. — Luxation avec fracture du maxillaire inférieure;

La luxation en arrière. — Il y a enfoncement de l'os tympanal, et le condyle pénètre dans le conduit auditif.

Diagnostic. — Facile, mais il ne faut pas confondre avec la paralysie faciale (la mâchoire conserve la motilité, la joue est flaccide d'un côté).

Pronostic. — Sans gravité, à moins que la luxation ne soit ancienne.

Réduction et traitement. — La réduction s'opère en introduisant les pouces, par leur face palmaire, sur les dernières dents molaires inférieures. Les autres doigts embrassent la mâchoire inférieure afin de soulever le menton et dégager les condyles de l'éminence articulaire.

Un autre procédé consiste à placer des morceaux de liège entre les dernières molaires et à rapprocher la mâchoire inférieure de la supérieure ; ou à se servir d'un long morceau de bois en manière de levier, pour déprimer la partie postérieure du maxillaire.

Enfin d'autres opérateurs produisent la réduction par l'abaissement du maxillaire et la pression d'avant en arrière exercée sur les apophyses coronoïdes par les pouces placés dans la bouche.

La réduction opérée, la mâchoire sera maintenue pendant quelques jours à l'aide d'un bandage contentif.

IV. — NÉCROSE DES MACHOIRES

Mortification d'un fragment de tissu osseux. La partie mortifiée s'appelle un séquestre.

Causes. — *Causes locale* : La périostite, les traumatismes, fractures, lésions dentaires, troubles de l'évolution des dents (surtout de la dent de sagesse), affections inflammatoires et gangréneuses de la bouche, stomatites, etc.

Causes générales : Fièvres éruptives, scro-fule-syphilis.

Histologie. — La nécrose correspond à une période plus avancée de l'ostéite.

Lorsque les travées osseuses ont été sépa-rées entièrement par l'envahissement des bourgeons embryonnaires, certains frag-ments se trouvent absolument isolés, au mi-lieu d'un tissu embryonnaire et constituent alors un séquestre (Latteux).

Variétés. — *La nécrose ordinaire* (résultant le plus souvent d'une périostite).

La nécrose exanthématique (provoquée par une ostéo-périostite survenant à la suite des fièvres éruptives, chez les enfants).

Et enfin *la nécrose phosphorée* que nous étudierons plus loin. (voy. *Nécrose phospho-rée*, p. 89).

On pourrait ajouter à ces trois formes prin-cipales la *nécrose syphilitique*, *mercurielle* et *cancéreuse*, mais elles diffèrent si peu des for-mes ordinaires par leurs symptômes, etc.,

que nous n'en ferons pas l'objet d'une étude
spéciale.

Anatomie pathologique. — La nécrose siège
plus souvent à la mâchoire inférieure qu'à la
mâchoire supérieure.

Elle débute ordinairement au niveau du
bord alvéolaire et peut se limiter à cette partie de l'os, ou l'envahir en totalité.

Grâce à l'action du perioste, il peut se produire une réparation partielle après la nécrose :

A la mâchoire inférieure : Cette réparation
de l'os est fréquente, mais la déformation,
surtout dans les cas où la nécrose s'est étendue à tout le corps de l'os, est très marquée ;

Au maxillaire supérieur : Cette réparation
est presque inconnue, sauf chez les jeunes sujets atteints de *nécrose exanthémateuse*, chez
lesquels il se forme un tissu fibreux assez ré-
sistant pour combler les brèches.

Le bord alvéolaire, ainsi que les dents, ne
se reproduisent jamais, et dans les prétendus
cas de génération des dents chez les enfants
les follicules dentaires, de la seconde dentition, avaient été conservés.

Symptômes. — Les premiers symptômes de

la nécrose sont ordinairement ceux de la périostite.

Douleur d'abord intermittente, puis continue, gonflement et suppuration.

Des fistules se produisent au fond desquelles l'os est à nu; puis, plus tard, le séquestre devient mobile et l'on peut l'extraire.

Il n'y a que peu ou pas de phénomènes généraux. La tuméfaction est surtout considérable lorsque la nécrose est étendue aux branches montantes aussi bien qu'au corps du maxillaire inférieur. Dans ce cas, des fistules nombreuses ce forment dans ces tissus épaissis, d'où s'écoule un pus extrêmement fétide.

Diagnostic. — Facile; cependant il ne faut pas confondre la nécrose avec un abscès alvéolaires ayant donné naissance à une fistule.

Complications. — L'érysipèle, les fistules salivaires et les complications cérébrales.

Marche et durée. — Marche lente; il faut plusieurs mois pour que le séquestre se forme et que la guérison se fasse.

Pronostic. — Sans gravité, excepté dans

les cas de nécroses exanthématiques chez les jeunes enfants qui se terminent souvent par la mort.

Traitement. — Favoriser l'écoulement du pus; extraire toutes les dents ou racines malades et, en attendant la mobilisation du sequestre, donner des toniques généraux et prescrire un régime approprié, bouillon, lait, œufs, viande hachée, etc.

En même temps on fera des injections et des lavages antiseptique, dont voici quelques formules.

```
R.  Eau oxygénée . . . . . . .        1 gramme
    Eau distillée. . . . . . . . .      10    —
    En injection dans les parties affectées.   (Viau.)
```

faire des lavages avec :

Naphtol β, 0^{gr},40 pour 1 litre d'eau.

ou avec :

Solution de permanganate de potasse à 1 pour 500.
Acide borique, solution de 4 pour 100.
Acide phénique, solution de 2 pour 100.

V. — NÉCROSE PHOSPHORÉE

Maladie professionnelle qui attaque surtout les ouvrièrs employés dans les fabriques d'allumettes (très rare chez ceux des usines où l'on prépare le phosphore, car ces derniers se trouvent dans des conditions hygiéniques meilleures et ne sont pas exposés à l'oxydation du phosphore et à son passage à l'état d'acide phosphorique).

Causes. — *Causes prédisposantes* : *Le métier de fabricant d'allumettes* et *la carie dentaire* (la pulpe étant mise à nu, les vapeurs de phosphore arrivent de suite en contact avec le périoste).

Cause déterminante : L'action directe des vapeurs phosphoriques sur la muqueuse buccale et les mâchoires (pendant longtemps on avait pensé qu'elles agissaient comme le mercure, c'est-à-dire au moment de leur élimination par les glandes salivaires. Cette opinion est aujourd'hui abandonnée).

Description. — Cette maladie débute toujours par les maxillaires, bien qu'elle puisse s'étendre ensuite aux autres os de la face.

La période d'incubation est de cinq à huit ans, de sorte que l'ouvrier peut avoir quitté l'usine depuis longtemps lorsqu'il ressent les premiers prodromes.

Anatomie pathologique. — La nécrose phosphorée, comme la nécrose ordinaire, siège surtout à la mâchoire inférieure. Elle est caractérisée :

1° Par la production *d'ostéophytes phosphoriques* (dépôts osseux nouveaux produits par le périoste inflammé et dont l'aspect rappelle la pierre ponce);

2° Par la lenteur de sa marche et sa tendance envahissante.

Symptômes. — L'odontalgie d'abord intermittente, puis continue. Les gencives sont tuméfiées et saignantes. Les dents s'ébranlent et finissent par tomber. Les tissus mous entourant l'os sont infiltrés de pus, et la tuméfaction est beaucoup plus prononcée que dans les autres formes de nécrose. Une ou plusieurs fistules se forment, qui s'ouvrent à l'extérieur et à travers lesquelles il y a un écoulement constant de pus. Enfin la santé générale du malade s'altère. Il est épuisé par la déperdition continuelle de salive, par ses souffrances et par la suppuration constante qui l'oblige à avaler, quotidiennement, beaucoup de pus.

Complications. — L'érysipèle, gangrène des joues et des lèvres, et meningo-encéphallite lorsque les os de la base du crâne sont envahis.

Diagnostic. — Facile ; la marche lente et le mode de début ne laissant pas de doute.

Pronostic. — Très grave ; la terminaison ordinaire est la mort, soit par épuisement, accidents cérébraux, intensité des phénomènes locaux ou septicémie.

Traitement. — Il faut attendre, pour opérer l'extraction du séquestre, que celui-ci soit mobile. En attendant ceci, on soutiendra les forces du malade par des toniques généraux et un régime approprié, et l'on fera une antisepsie rigoureuse de la cavité buccale, au moyen de lavages au permanganate de potasse.

2 grammes pour un litre d'eau.

ou avec solution de clorure de zinc à 1 pour 250.

R. Chlorure de zinc . . . . . 4 grammes.
    Eau alcoolisée . . . . . . 1 litre.

Avec solution au sublimé au millième.

R. Bichlorure de mercure . . . 1 gramme
    Eau alcoolisée . . . . . . 1 litre.

Avec solution d'acide phénique à 2 0/00.

R.   Acide phénique. . . . . . .   20 grammes
     Eau . . . .   1 litre.

Ou enfin avec

R.   Naphtol β . . . .   0^{gr},40
     Eau . . . .   1 litre.

VI. — CARIE DES MACHOIRES

Ostéite avec dégénérescence graisseuse des corpuscules osseux.

Cause. — Est due soit à la syphilis, soit à la tuberculose.

Description. — Maladie *excessivement rare* ; on l'observe surtout à la mâchoire supérieure. Elle produit sur la voûte palatine des perforations osseuses, et du côté des forces nasales des ulcérations et de l'ozène.

Traitement. — Général et local.
Le premier, dont le but est de combattre l'état cachectique du malade, est le plus important ; il est du ressort du médecin et va-

riera selon les cas. Quant au traitement locale, il consiste dans la resection de la partie
cariée de l'os et dans les lavages antiseptiques et stimulantes.

R. Teinture d'Iode . . . . . .   5 grammes
    Eau distillée   20   —
M. En injection dans les parties malades.   (Viau.)

R. Bichlorure de mercure. . .   1 gramme
    Gomme de Sénégal   10   —
    Glycérine. . , ...   10   —
    Alcool à 80°   100   —
    Eau distillée   2000   —
M. Employer en gargarisme et en injection. (Thomas.)

R. Chlorure de zinc. . . . .   1 gramme
    Eau   250   —
M. Pour laver la bouche.

CHAPITRE V

MALADIES DE LA LANGUE ET DES LÈVRES

I. — ABCÈS ET PHLEGMONS DES LÈVRES

Ce qui caractérise surtout l'inflammation phlegmoneuse des lèvres, c'est d'être excessivement douloureuse. Les tissus constituants la lèvre sont si denses, si serrés, que le gonflement inflammatoire y produit une violente douleur (Kirmisson).

Causes. — Les causes de l'inflammation phlegmoneuse de la lèvre sont les opérations chirurgicales sur la lèvre, les plaies contuses et l'érysipèle.

Traitement. — Donner de bonne heure une issue au pus.

II. — FURONCLES ET ENTHRAX DES LÈVRES

Comme les phlegmons des lèvres et, pour la même cause, les furoncles et anthrax des lèvres sont excessivement douloureux.

Leurs symptômes sont des mêmes ici que partout ailleurs, mais de graves complications peuvent survenir dues à des phlébites partant des veines du voisinage. La mort même peut survenir par infection purulente, ou avec des phénomènes cérébraux dus à la congestion de cet organe, ou à une inflammation des méninges.

Traitement. — Pratiquer de bonne heure une incision cruciale de la tumeur suivie de cautérisations et pansements antiseptiques.

III. — BEC-DE-LIÈVRE

Variétés. — Il y a cinq variétés de bec-de-lièvre.

1° Le *bec-de-lièvre supérieur médian* (dans

ce cas le bourgeon intermaxillaire intérieur ne s'est pas soudé à son congénère) [rare].

2° Le *bec-de-lièvre supérieur latéral interne*, ou fissure bucco-nasale (fréquent, surtout à gauche (dans ce cas, le bourgeon intermaxillaire interne ne s'est pas soudé au bourgeon intermaxillaire externe).

3° Le *bec-de-lièvre supérieur latéral externe*, ou « fissure bucco-orbitaire » [coloborna] (dans ce cas le bourgeon intermaxillaire externe ne s'est pas soudé au maxillaire supérieure) [rare].

4° *Bec-de-lièvre Genien* (le maxillaire supérieur ne s'est pas soudé au maxillaire inférieur) [rare].

5° *Bec-de-lièvre inférieur médian* (ici le maxillaire inférieur ne s'est pas soudé à son congéneré) [le plus rare de tous ; la langue est bifide].

Anatomie pathogénique. — (A l'état embryonnaire). Chez l'homme il y a cinq arcs branchiaux seulement.

Le premier porte le nom « d'arc mandibulaire ». Il prend part à la formation de la face et se compose de deux parties, l'une postérieure ou basale qu'on appelle le *palato quadrate* et l'autre, antérieure ou terminale, qu'on appelle le *cartilage de Meckel.*

Aux dépens du « palato quadrate » se développe le massif maxillaire supérieur. Le long du *cartilage de Meckel* prend naissance l'os maxillaire inférieur.

Au-dessus de l'arc mandibulaire, il y a le crâne qui, à cette époque, est encore membraneux.

Ce crâne se prolonge en avant, sous forme d'un bourgeon, qu'on appelle le *bourgeon frontal* (fig. 7 et 8).

Celui-ci se divise bientôt en deux parties : l'une à droite et l'autre à gauche. Chacun de ces deux bourgeons frontaux se partage ensuite en deux masses, l'une interne et l'autre externe.

On les appelle : « le bourgeon nasal interne » et « le bourgeon nasal externe ».

On les appelle aussi : « l'os intermaxillaire interne », et « l'os intermaxillaire externe ».

Les *deux bourgeons intermaxillaires droits,* *unis aux deux bourgeons intermaxillaires* *gauches,* forment l'os incisif.

Entre le bourgeon nasal interne et le bourgeon nasal externe existe une fente qu'on appelle la *fente olfactive.* Celle-ci se prolonge jusqu'à la dépression buccale par un sillon appelé le *sillon nasal* et deviendra la narine.

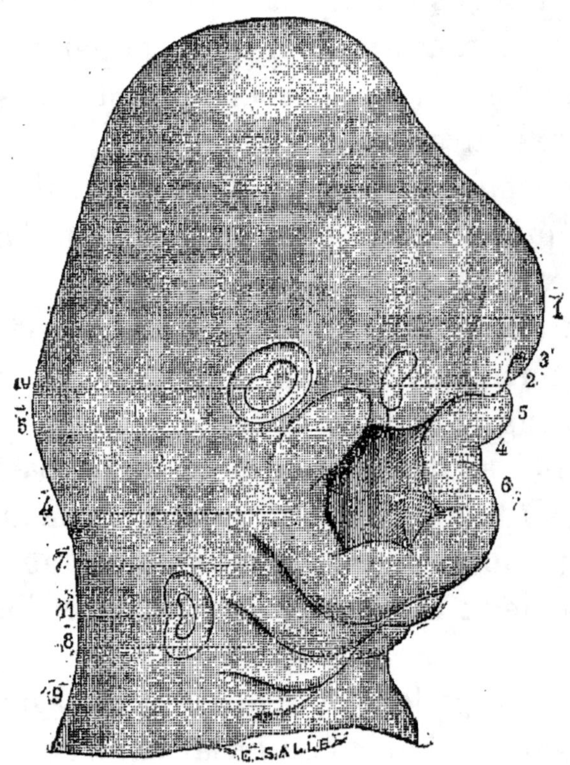

Fig. 7. — Face d'un embryon de 25 à 28 jours.

1. Bourgeon frontal. — 2-3. Fente olfactive. — 4. Bourgeons maxillaires inférieurs (1er arc Branchial). — Bourgeons maxillaires supérieurs. — 6. Bouche. — 7. Deuxième arc branchial. — 8. Troisième arc branchial. — 9. Quatrième arc branchial. — 10. Vésicule oculaire primitive. — 11. Vésicule auditif primitive. — 12. — Cinquième arc branchial.

Entre le bourgeon maxillaire supérieur ou quadrato palate et le bourgeon nasal externe

existe aussi une fente appelée le *sillon la-crymal*, qui formera plus tard le canal la-crymal).

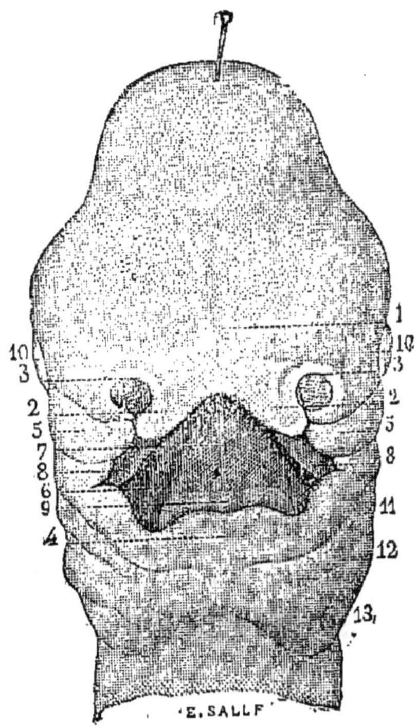

Fig. 8. — Face d'un embryon de 35 jours.

1. Bourgeon frontal. — 2. Bourgeon nasal externe. — 3. Narines. — 4. Premier arc branchial (cartilage de Meckel). — 5. Bourgeon ma-xillaire supérieur. — 6. Bouche. — Vestige de la cloison des fosses nasales. — 8. Vestige des deux moitiés de la voute palatine. — 9. Langue. — 10. Yeux. — 11, 12, 13, 14. Arcs branchiaux.

Chacun de ces bourgeons contribue à la formation, non seulement de la peau de la face, mais aussi des os sous-jacents. Ils devront tous, à l'état normal, se réunir. Lorsqu'une des fentes persiste à la naissance, on dit qu'il y a *vice de conformation de la face*, ou *bec-de-lièvre*.

Causes. — *Causes prédisposantes* : La syphilis et l'hérédité.

Causes déterminantes : Dans certains cas, absolument inconnus. Dans d'autres cas, les becs-de-lièvre sont symptômatiques, soit d'adhérences amniotiques, soit de tumeurs des gencives ou de la langue.

Pronostic. — *Bénin* pour le bec-de-lièvre cutané, simple ou même double.

Grave pour le bec-de-lièvre complexe, surtout quand la voûte et le voile du palais sont intéressés.

Symptômatologie. — *Symptômes fonctionnels* : Gêne de succion, difficulté de déglutition.

Symptômes généraux : Amaigrissement rapide et mort par inanition, car les difficultés d'élever un enfant à la cuiller sont grandes.

Complications. — Accidents septiques possibles et dus à la communication bucco-nasale et à l'altération consécutive des sécrétions nasales qui sont avalées.

Traitement. — Pour le bec-de-lièvre cutané et surtout si la restauration est facile et doit être courte, non hémorragique, opérer de suite, sinon attendre, car l'enfant supporte mal la perte de sang. Pour le bec-de-lièvre complexe, opérer *de suite* les parties molles en tenant compte toutefois de ce que l'on vient de dire au sujet des becs-de-lièvre cutanés.

Attendre jusqu'à *deux ans* au moins avant d'intervenir pour le rebord alvéolaire.

Attendre jusqu'à *six ans* au moins avant d'intervenir pour la voûte et le voile du palais.

En tous cas, prévenir les parents que la voix restera toujours nasillarde, que le patient aura toujours de la difficulté de déglutition et que peu survivent.

IV. — ÉPITHÉLIOMA DES LÈVRES

(Voy. *Cancer de la langue.*)
Vu le cadre restreint de notre aide-mémoire,

nous ne décrirons pas l'épithélioma de la lèvre, ce dernier ayant beaucoup de rapports avec le cancer de la langue que nous décrivons plus loin.

V. — CANCER DE LA LANGUE

« Épithélioma », ou « carcinome épithélial ».

Causes. — *Causes prédisposantes générales*: Sexe masculin, âge adulte (quarante ans le plus souvent). Hérédité cancéreuse, eaux de Normandie.

Causes prédisposantes locales: Traumatismes de la langue, tumeur bénigne (papillome). Psoriasis bucco-lingual.

Anatomie pathologique. — Tantôt superficiel (face dorsale, ou pointe), tantôt profond, interstitiel (bord de la langue).

Symptômes. — *Période de début.*
Signes fonctionnels: Maladresse de la langue.
Signes physiques: *Si l'épithélioma est super-*

ficiel: verrue, mûre, fraise, plaques de psoriasis; *si l'épithélioma est profond*: masse indurée qui ne tarde pas à gagner la superficie et alors tumeur exubérante, ou grande ulcération.

Période d'état. — *Signes physiques* : Quel que soit le début, ulcération unique, étendue variable, forme irrégulière, bords déchiquetés, fond sanguinolent, sale, faisant corps avec la langue.

Signes physiques du voisinage : La tumeur s'étend au plancher, à la bouche, aux amygdales ; écoulement par la bouche d'une sanie fétide.

Signes physiques à la palpation : Tumeur indurée, engorgement des ganglions du cou.

Signes fonctionnels : Fétidité de l'haleine, hémorragies, difficulté de phonation, de mastication, de déglutition, douleur continue.

Signes généraux : Amaigrissement, anoréxie, diarrhée, teinte jaune paille.

Période de terminaison. — *Signes physiques* : Progression de la tumeur, ulcération des ganglions.

Signes fonctionnels : Les mêmes aggravés;

gêne de respiration, crises d'étouffement, hémorragies.

Signes généraux : Épouvantables.

Mort. — De six mois à deux ans, par hecticité, par hémorragie ou par asphyxie.

Marche. — Deux ans au plus.

Pronostic. — Mauvais.

Diagnostic. — 1° *S'il n'y a pas d'ulcérations* : Ne pas confondre avec :

Gommes syphilitiques : multiples, langue comme bourrée de noisettes; sillons de Saison et Clarke ;

Tumeur vasculaire (angiome) : on peut sentir des pulsations et voir les vaisseaux ;

Fibrome de la langue : pas d'engorgement; évolution lente ;

Glossodynie : douleur de la langue chez les nerveux ;

Langue cuite des fumeurs : dépapillée, luisante ;

Psoriasis lingual : plaques argentées.

2° *S'il y a ulcérations* : Ne pas confondre avec :

Gommes syphilitiques ulcérées : multiples; sillons (Saison et Clarke). Langue comme bourrée de noisettes; fond, couleur rosée; bords réguliers; douleur à la mastication seulement; marche lente;

Chancre induré : douleur nulle; bords indurés; couleur rosée au fond; adénite;

Plaques muqueuses : multiples; atones, superficielles; peu ou pas d'adénite.

Ulcérations syphilitiques ulcérées (multiples, sillons); hybridité cancéro-gommeuse; ulcérations tuberculeuses (sont semées de granulations jaunes, tout autour. Elles sont pâles, atones, peu profondes, bords accolés).

Traitement. — Il est palliatif ou curatif. Le traitement palliatif a pour but de calmer les douleurs, arrêter les hémorragies et faciliter la déglutition.

Il consiste à prescrire des calmants à l'intérieur. Par exemple :

```
R.  Sirop d'opium  . . . . .  10 à 30 grammes
    Sirop de laurier cerise. . .    20      —
    Eau distillée de tilleul. . .  120      —
M.  Par cuillerées toutes les heures.
```

(Dujardin-Beaumetz.)

Gargarismes émollients et narcotiques. Par exemple :

R. Extrait d'opium . . . 0,05 à 0,15 grammes
Chlorate de potasse. . . . 4 grammes
Sirop de mûres . . . . . 30 —
Décocté de guimauve . . . 200 —
M. Gargarismes d'après la formule des hôpitaux militaires.

Et enfin lavages antiseptiques contre l'ichor fétide. Soit :

A l'acide phénique (solution à 2 p. 100).
Au sublimé (solution à 1 p. 2000).
A l'acide borique (solution à 4 p. 100).
Ou à l'acide salicylique (solution à 1 p. 1000).

Traitement curatif. — Lorsqu'on s'aperçoit de l'épithéliome *dès le début*, on peut tenter une opération, à condition que le cancroïde soit assez limité pour qu'on ait l'espérance de dépasser largement les limites du mal. On emploiera l'écraseur, le bistouri ou le thermocautère.

VI. — ULCÉRATIONS DE LA LANGUE

ULCÉRATIONS REPOSANT A PLAT SUR LA LANGUE.

— On peut les diviser en ulcérations *simples* ou *dentaires*, ulcérations *des fumeurs*, ulcérations *syphilitiques superficielles*, ulcérations *tuberculeuses*.

Description. — *Les ulcérations simples ou dentaires* ont pour origine, soit le frottement de la langue contre un chicot (dans ce cas leur siège de prédilection est sur les bords de la langue), soit la morsure de la langue par le malade lui-même (alors elles siègent sur la face dorsale), soit enfin la coqueluche ou les toux quinteuses) dans ce dernier cas elles forment une collerette à la face inférieure de la langue due à la pression de celle-ci sur les dents au moment de l'accès de toux). Ces ulcérations, et surtout celles provoquées par le frottement de la langue contre un chicot, sont excessivement douloureuses.

Ce sont de petites plaies qui se creusent de plus en plus, remplies d'un pus fétide et qui prennent rapidement les caractères d'une ulcération rebelle.

Ulcération des fumeurs : Siège au point où la pipe irrite, souvent il existe de véritables petites plaques d'un blanc laiteux qui peuvent être le point de départ de l'épithélioma.

Ulcération syphilitique, ou *chancre induré* : L'accident primitif de la syphilis est ordinairement unique et siège à la pointe chez l'homme, un peu partout chez la femme. Tout d'abord, il ne possède pas de caractère spécifique ; mais, à la période d'état, c'est une ulcération à bords réguliers et rouges qui est dure, non douloureuse et tombe parce qu'elle repose sur une base saillante. On la distinguera des ulcérations tuberculeuses, ou cancéreuses : 1° parce que la santé générale est bonne ; 2° parce qu'elle est accompagnée d'un bubon polyganglionnaire précoce.

Quant aux plaques muqueuses (accidents secondaires de la syphilis), elles sont blanchâtres, multiples, polymorphes et les papilles sont fauchées.

Ulcération tuberculeuse superficielle : Ulcération irrégulière à fond grisâtre, atone, douloureuse et entourée d'un semis de granulations jaunes, ou d'une collerette de petites ulcérations autour de la principale.

ULCÉRATIONS SIÉGEANT SUR DES TUMEURS. — On peut les diviser en : 1° *ulcérations siégeant sur des tumeurs bénignes* ; 2° *épithélioma* ; 3° *syphilis tertiaire* ; 4° *tuberculose parenchymateuse* ou *profonde*.

1° *Ulcérations siégeant sur tumeurs béni-gnes* : Nous n'insisterons pas sur celles-ci. Elles sont peu envahissantes et la tumeur bien nettement limitée.

2° *L'épithélioma* présente une ulcération envahissante dont les bords sont épais, saillants, indurés et déchiquetés.

Elle repose sur une base dure, large et étendue. Le fond de l'ulcération saigne facilement. Elle sécrète un ichor abondant, fétide ; elle est accompagnée d'une douleur constante que la mastication augmente et qui est fréquente aussi à l'oreille.

Enfin dans le cancer de la langue, les ganglions sont rapidement envahis, et d'abord isolés et roulants sous les doigts, ils forment bientôt une masse compacte.

La cachéxie cancéreuse ne tarde pas à arriver et le malade a une teinte jaune-paille caractéristique.

3° *La syphilis tertiaire* : Le syphilôme ulcéré a des bords minces non indurés, décollés, souples. Le zone d'induration ne dépasse guère l'ulcération. Le fond de l'ulcération ne saigne peu ou pas. La secrétion est presque nulle et beaucoup moins fétide que dans le cancer.

Peu ou pas de douleur; peu ou pas d'engorgement ganglionnaire, quand elle existe c'est une adénite inflammatoire banale.

La santé générale n'est pas influencée.

4° *Tuberculose profonde* : Cet abcès froid de la langue est très rare et son diagnostic avec une gomme syphilitique très difficile. L'inoculation animale est presque le seul moyen de trancher la question.

VII. — MACROGLOSSIE

Développement exagéré de la langue (elle est aussi connue sous le nom de « prolapsus lingual » ou « prolongement hypertrophique de la langue »).

C'est une maladie rare qui peut être congénitale ou acquise : « La lésion caractéristique de la macroglossie congenitale serait une lymphangiectasie qui devrait faire ranger cette hypertrophie linguale dans le groupe des éléphantiasis » (Kirmisson).

Causes. — Les causes de la macroglossie *congénitale* sont inconnues. Les causes pré-

disposantes de la macroglossie *acquise* sont :
l'enfance, les quintes de toux, les attaques
convulsives, et l'habitude de se mordre la
langue.

Symptômes. — *Période de début* : A cette période, les symptômes passent presque inaperçus.

Signes fonctionnels. — Gêne de succion,
habitude de tenir la bouche ouverte et de
mettre la langue entre les lèvres.

Période d'état : Vers la troisième année les
symptômes deviennent plus nets.

Signes fonctionnels : Salivation abondante,
difficulté de nutrition, de respiration, et de
phonation.

Signes physiques : La bouche est plus ou
moins béante et le malade ne peut la fermer.

La langue fait saillie, son volume est considérable. Elle peut porter des ulcérations résultant de la morsure de la langue, ou formant une collerette au point où les dents
exercent leur pression sur cet organe. Les
papilles sont hypertrophiées. Les dents incisives sont déviées et dirigées en avant et la
lèvre inférieure renversée.

Marche. — La marche est essentiellement progressive, la maladie n'ayant aucune tendance à guérir spontanément.

Pronostic. — Assez grave à cause des troubles fonctionnels.

Traitement. — Au début, empêcher les enfants de projeter la langue en avant.

A la période d'état, il faut recourir à la compression ou exciser la partie précédente.

Pour réaliser la compression, on enveloppera la langue dans un bandage compressif. L'excision se fera à l'aide d'un écraseur, le bistouri exposant aux hémorragies.

VIII. — GLOSSITE

Inflammation de la langue connue aussi sous les noms de glossocèle, paraglosse, glossite phlegmoneuse, etc.

Description. — La glossite est parenchymateuse ou superficielle.

Lorsqu'elle est profonde, la glossite donne lieu à la formation d'un abcès.

Lorsqu'elle est superficielle, elle est connue sous le nom de « leucoplasie linguale » ou « psoriasis linguale » et n'intéresse que la muqueuse.

Causes. — *Causes prédisposantes générales* : L'âge adulte, le sexe masculin, les maladies infectieuses (surtout la variole), et la stomatite mercurielle.

Causes locales : Les traumatismes, piqûres d'insectes, l'action de certains venins, de corps étrangers.

Symptômes. — *Période de début* : La maladie débute brusquement par un gonflement subit de la langue, qui remplit complètement la bouche et peut même faire saillie entre les lèvres.

Période d'état, signes physiques : La langue est saillante ; sur sa face supérieure on peut voir l'empreinte des dents. La bouche reste entr'ouverte.

Signes fonctionnels : Difficulté de phonation et de respiration. Salivation abondante. Douleur très vive. Fétidité de l'haleine.

Marche. — Très rapide.

Terminaison. — Le plus souvent la glossite se termine par résolution.

D'autrefois il se forme un abcès qui peut déterminer des phénomènes graves d'asphyxie.

Une autre terminaison possible est la gangrène.

Diagnostic. — Difficile de se tromper. Ne pas confondre avec grenouillette aiguë ni phlegmon du plancher de la bouche (angine de Ludwig).

Pronostic. — Peu grave.

Traitement. — Dans les cas légers, gargarismes émollients. Dans les cas graves, scarifications profondes. En cas d'abcès, donner issue au pus le plus tôt possible.

```
R. Acide tannique . . . . .      0 gr. 50
   Carbonate de potasse. . .     1 gramme
   Eau distillée . . . . . .     100    —
M..                                    (Viau.)
```
Gargarisme contre l'état congestif.

```
R. Décoction d'écorce de chêne
   (en 30 parties). . . . .   240 grammes
   Vinaigre aromatique . . .   40     —
                                    (Viau.)
```
Gargarisme contre la gangrène de la langue.

IX. — GLOSSODYNIE

Névralgie linguale, ou même maladie purement imaginaire (chez les nerveux).

La glossodynie se voit surtout chez les névropathes et les arthritiques.

X. — ANKYOGLOSSE

Adhérence anormale, congénitale ou acquise, tenant la langue attachée en un point de la bouche. On divise l'ankyoglosse en :

1° *Ankyoglosse accidentel*; 2° *ankyoglosse congénital.*

On observe la première forme de cette lésion à la suite de plaies, glossites ou stomatites ulcéreux. Quant à l'ankyoglosse congénital, l'adhérence peut se produire avec la voûte palatine, ou avec le plancher de la bouche.

Les adhérences totales de la langue à la voute palatine, ou au plancher de la bouche sont tout à fait exceptionnelles, mais l'adhérence sur la ligne médiane ou brièveté du filet est assez fréquente.

Traitement. — Destruction des adhérences et section du filet.

CHAPITRE VI

MALADIES DU SINUS

I. — EMPYÈME DU SINUS

Abcès du sinus maxillaire.

Étiologie. — Traumatismes de la région, inflammations nasales et affections dentaires (on a invoqué des causes générales telles que la syphilis, la variole et la rougeole, mais sans preuves à l'appui).

Anatomie. — L'orifice du sinus est accessible de haut en bas et d'arrière en avant. Il est situé très près de la voûte du sinus.

Anatomie pathologique. — L'orifice avec les fosses nasales est tantôt libre, tantôt oblitéré.

Le pus est fétide, séreux et caséeux.

La muqueuse est épaissie (Duménil cite un cas où elle fut ossifiée).

Symptômes. — *Un seul vrai: l'écoulement du pus par le nez* (les vieux symptômes classiques étaient la douleur et le gonflement de la joue avec amincissement parcheminée de la paroi osseuse. D'après Ziem, ces symptômes manquent dans la plupart des cas).

L'écoulement par le nez se produit lorsque le malade se mouche, quand il penche la tête en bas et en avant ; enfin quand il est couché du côté opposé à celui atteint.

Diagnostic. — Ne pas oublier que le sinus frontal et les cellules ethmoïdales s'ouvrent aussi dans le méat moyen et que par conséquent la présence du pus dans ce méat n'est pas une preuve de l'empyème du sinus maxillaire. Cependant « si, après avoir penché la tête en avant pendant quelques minutes, il y a *beaucoup* de pus, elle provient du sinus maxillaire » (Fraenkel). La ponction exploratrice (faite au niveau du méat inférieur) donnera la certitude.

Marche. — Chronique, ou avec crises aiguës (fièvre, frissons).

L'abcès peut se vider (incomplètement) par l'orifice naturel, ou (complètement) par l'alvéole (après avulsion de la dent), par la joue, ou la voûte palatine.

Complications. — L'inflammation peut se

propager au sinus frontal et aux cellules eth-moïdales.

« La mort peut même survenir par phlé-bite des sinus crâniens ou par méningite sup-purée » (Kirmisson).

Pronostic. — Fâcheux à cause des fistules persistantes et des altérations osseuses.

Traitement. — 1° Extraire la première mo-laire ; 2° perforer une des alvéoles ; 3° intro-duire une canule en argent à poste fixe pour permettre de faire des lavages avec :

Sel de chlorure de zinc. . . .	1 p. 200
Sel de permanganate de potasse.	1 p. 500 ou 1000
Teinture d'iode en solution . .	30 p. 100
Naphtol β. . . . 0 gr. 40 pour un litre d'eau.	

ou avec :

Hydrate de chloral.	15 gram. pour un litre d'eau.

II. — TUMEURS SOLIDES DU SINUS MAXILLAIRE

Ces tumeurs (myxomes, fibromes, enchon-dromes, ostéomes sarcomes, et épithéliomas) sont rares et le plus souvent prennent leur point de départ dans les régions voisines, n'envahissant le sinus que secondairement ;

nous ne les étudierons donc pas. Nous en avons parlé au chapitre des « tumeurs de la bouche ». Nous n'avons pas à y revenir.

III. — TUMEURS LIQUIDES DU SINUS MAXILLAIRE
ou Kystes du sinus.

Autrefois on décrivait des tumeurs liquides dans le sinus maxillaire qu'on réunissait sous le nom d' « hydropisie du sinus ». Ces prétendues hydropisies ne sont que des tumeurs kystiques, ayant leur point de départ dans les glandes qui existent dans l'épaisseur de la muqueuse de l'antre d'Highmore.

Variétés des kystes du sinus. — On les divise en *kystes miliaires* ou *kystes glandulaires* (Giraldès).

Anatomie pathologique. — Les *kystes miliaires* sont formés par la dilatation d'une portion du canal excréteur de la glande; les « kystes glandulaires », ou grand kystes, par la dilatation de tout le corps de la glande.

Ces kystes sont tantôt isolés, tantôt multiples. Leur volume varie comme leur nombre.

Leur contenu est d'abord clair, visqueux, mais, à un dégré de développement plus avancé, il devient floconneux.

Symptômes. — Les prodomes font défaut. La paroi antérieure du sinus se dilate et la tuméfaction devient apparente au niveau de la fosse canine. En même temps le plancher de l'orbite est soulevé, produisant l'exophthalmie; les dents deviennent chancellantes et la fosse nasale du côté correspondant est oblitérée. La tumeur, d'abord dure, devient ensuite fluctuante. Les parois donnent au toucher la sensation parcheminée.

Diagnostic. — Difficile; ne pas confondre avec tumeur solide, ou empyème du sinus. En cas de doute, faire une ponction exploratrice.

Pronostic. — Sans gravité.

Traitement. — Large ouverture du kyste et évacuation du contenu suivi d'injections détersives.

> R. Chlorure de zinc. . . . . . 2 grammes
> Eau distillée . . . . . . 1 litre.
> Injection antiseptique et détersive.

ou

> R. Sulfate de zinc . . . . . . 0 gr. 20
> Sulfate de morphine . . . 0 gr. 20
> Eau . . . . 30 grammes.

CHAPITRE VII

ANOMALIES DU SYSTÈME DENTAIRE

GÉNÉRALITÉS SUR LES ANOMALIES DENTAIRES

Avant de décrire les différentes déviations dentaires et la méthode que nous employons pour combattre et corriger ces irrégularités, nous croyons utile d'étudier rapidement, non seulement l'embryologie et l'éruption des dents, mais aussi les modifications que subissent les maxillaires avant d'atteindre l'âge adulte, car le tissu osseux des mâchoires joue, dans l'évolution des dents, un rôle prépondérant, dont il faut tenir compte.

Embryologie et formation des dents (fig. 9 à 13). — *Les cinq premiers mois* de la vie fœtale sont employés à la formation des follicules de la dentition temporaire, — *les quatre derniers* à la formation des follicules de la dentition permanente.

« Entre ces deux dentitions, c'est-à-dire au huitième mois, le bulbe de la première grosse molaire est apparue. — Comme on le sait, cette dent servira de transition plus tard, à l'âge de six ans, entre les deux dentitions. » (Demontporcelet et E. Decaudin.)

A la naissance, les vingt germes qui représentent la dentition *temporaire* sont recouverts d'émail et d'un revêtement, ou chapeau d'ivoire, d'une hauteur de 3 millimètres et demi (fig. 13).

L'ossification des germes de la dentition *permanente*, commence à la même époque.

La figure 14 représente une portion d'une coupe verticale du germe de l'ivoire et du chapeau de dentine chez un embryon humain de trois mois.

Éruption des dents temporaires. — L'éruption des dents de lait se fait par groupes, avec un *temps d'arrêt*, bien caractérisé entre chacun d'eux.

Pendant cette période de repos, le travail de dentition semble cesser entièrement.

La première dent temporaire fait son apparition vers le sixième mois. — A partir de ce moment, les dents se montrent suivant un

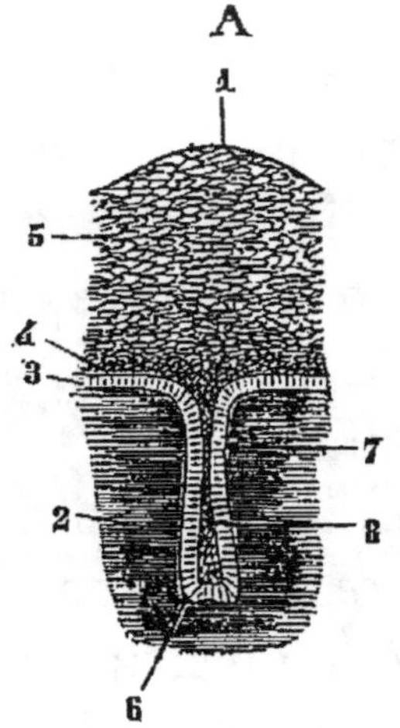
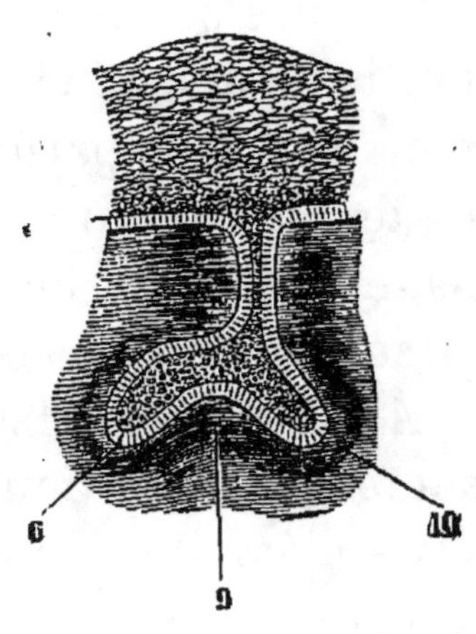

Fig. 9. — Première ébauche de l'organe de l'émail

Fig. 10. — Premier tracé de la papille dentaire et du sac dentaire.

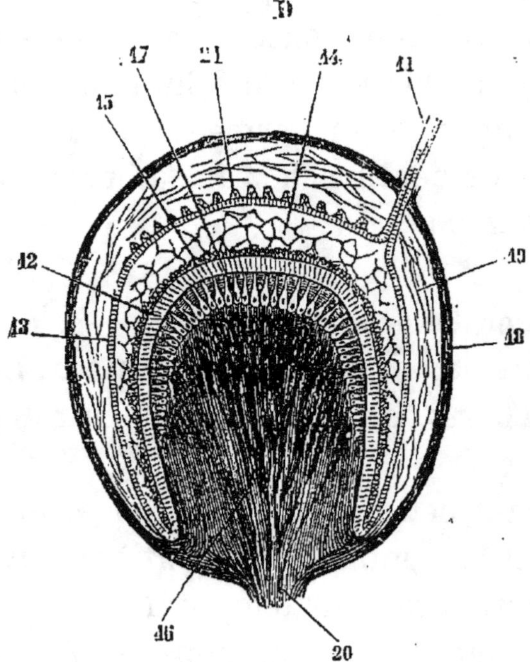

Fig. 11. — Germe dentaire complètement formé.

Fig. 9 à 13. — Développement des dents,

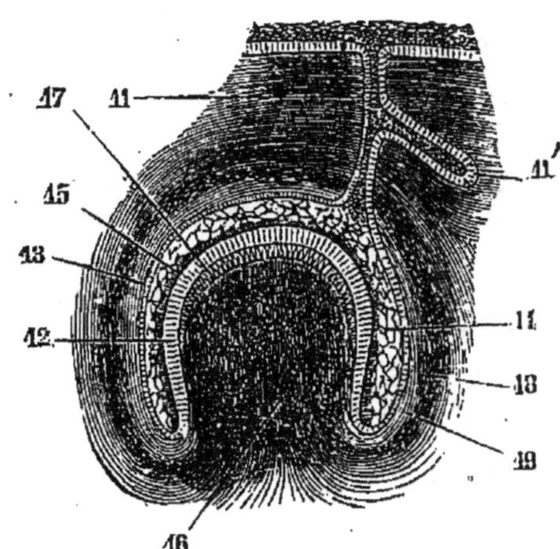

Fig. 12. — Stade plus avancé.

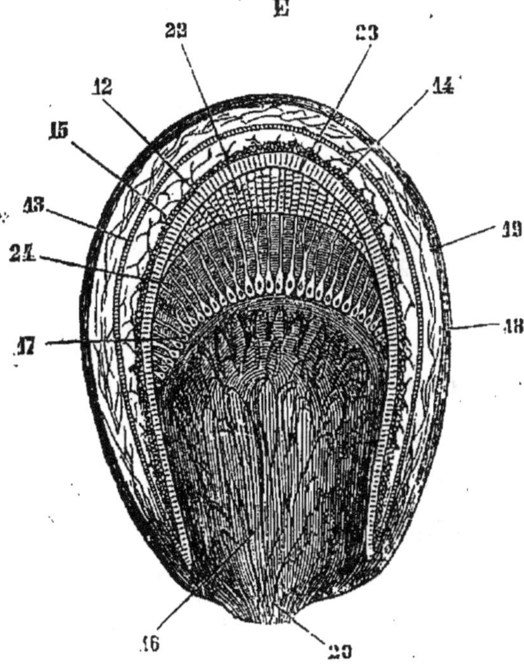

Fig. 13. — Ossification du germe dentaire ;
apparition de l'émail et de l'ivoire.

figures demi-schématiques.

1, Crète dentaire ; 2, Derme de la muqueuse ; 3, Couche profonde de l'épithélium, cellules cylindriques ; 4, Couche moyenne, cellules arrondies ; 5, Couche superficielle, cellules pavimenteuses ; 6, Germe de l'organe de l'émail ; 7, Sa partie extérieure formée par les cellules cylindriques de la couche épithéliale profonde ; 8, son intérieur rempli par les cellules arrondies de la couche épithéliale moyenne ; 9, Saillie du derme muqueux soulevant le fond de l'organe de l'émail et constituant l'ébauche de la papille dentaire ; 10, Premières traces du sac dentaire ; 11, Pédicule rattachant l'organe de l'émail à l'épithélium buccal (*gubernaculum dentis*) ; 11', Première trace de l'organe de l'émail de la dent permanente ; 12, Membrane de l'émail formée par les cellules internes cylindriques de l'organe de l'émail ; 13, Cellules externes de l'organe de l'émail ; 14, Cellules intermédiaires étoilées formant la pulpe de l'émail ; 15, Membrane intermédiaire ou cellules germinatives ; 16, Papille dentaire ; 17, Cellules de l'ivoire ; 19, Partie externe du sac dentaire ; 19, Partie interne de ce sac plus lâche ; 20, Pédicule de la papille dentaire donnant passage aux vaisseaux et aux nerfs ; 21, Bourgeons épitheliaux de la membrane externe de l'organe de l'émail ; 22, Prismes de l'émail ; 23, Prétendue membrane préformative ; 24, Ivoire de nouvelle formation avec les fibres dentaires (*Beaunis et Bouchard.*)

ordre qui, bien qu'il subisse de nombreuses exceptions, offre cependant une certaine régularité.

Le premier groupe à paraître comprend les incisives centrales inférieures.

Ces dents se montrent du sixième au huitième mois, dans l'espace d'une dizaine de jours.

Un temps d'arrêt de deux mois suit leur éruption.

Le deuxième groupe comprend les incisives supérieures. Elles apparaissent du huitième au onzième mois, en quatre ou six semaines, les incisives *centrales* d'abord, *les latérales* ensuite. Leur éruption est suivie d'un repos de deux à cinq mois.

Le troisième groupe comprend les *incisives latérales inférieures* et les quatre premières molaires. Ces dents apparaissent du douzième au seizième mois — et leur évolution se fait dans un temps qui varie de un à deux mois. Leur éruption est suivie d'une période de repos de quatre à cinq mois.

Le quatrième groupe comprend les quatre canines- — Leur apparition se fait du dix-huitième au vingt-quatrième mois.

Leur évolution est très lente et demande

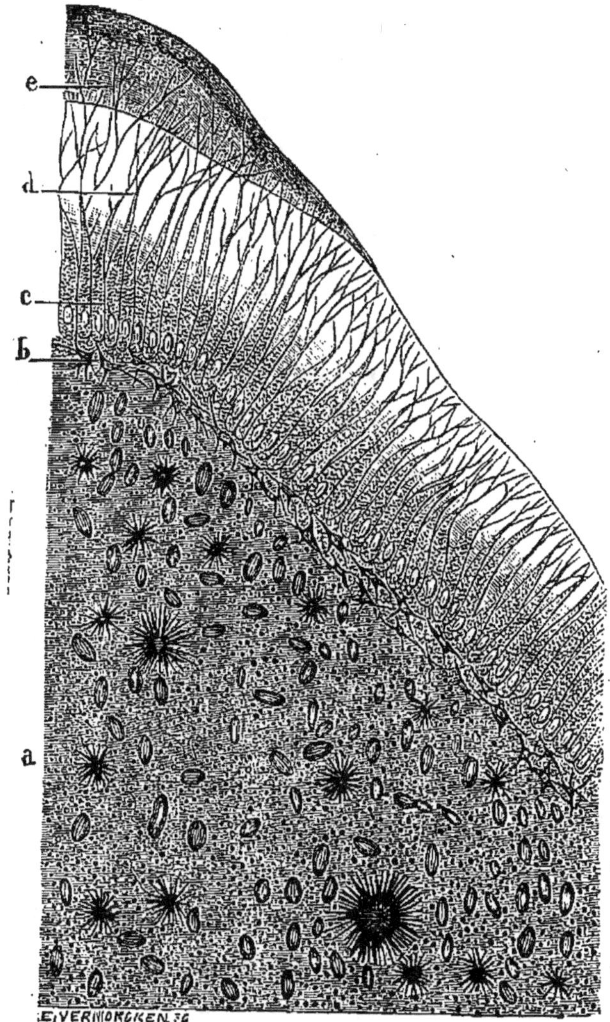

Fig. 14. — Portion d'une coupe verticale du germe de l'ivoire et du chapeau de dentine qui le recouvre chez un embryon humain de trois mois (grossissement 400 diamètres). (*Magilot.*)

a, bulbe dentaire avec les éléments anatomiques qui le composent et parsemé de cristaux d'hematoïdine et de grains phosphatés ovoïdes et diaphanes; b, couche des cellules étoilées formant le substratum des cellules de la dentine; c, cellules de la dentine ou *odontoblastes* avec les extrémités caudales périphériques pénétrant et se sacrifiant dans la substance homogène et transparente de l'ivoire; d, région de ces canicules; e, surface extérieure de la couche d'ivoire privée de son revêtement d'émail. On y voit l'orifice béant des canicules qui viennent s'ouvrir jusqu'au-dessous de l'émail.

de deux à trois mois pour s'accomplir. Elle est suivie d'une période de repos d'environ quatre mois.

Enfin *le cinquième groupe* comprend les quatre dernières molaires, qui apparaissent du vingt-quatrième au trente-deuxième mois, dans un espace de temps qui varie de un à deux mois.

En résumé :

Incisives centrales inférieures. .	6e au 8e mois
Incisives supérieures	8e au 11e —
Incisives latérales inférieures. .	12e au 14e —
Premières molaires . . . . , ,	14e au 16e —
Canines.	18e au 24e —
Deuxièmes molaires . . . . ,	24e au 32e —

Cette chronologie de l'éruption des dents de lait ne saurait cependant être donnée comme une loi absolue, car les exceptions sont nombreuses. On a vu des enfants naître avec des dents et, par contre, les premières dents ne se montrer que vers le vingtième mois de la vie extra utérine.

Éruption des dents permanentes. — Les dents permanentes font leur éruption dans l'ordre de la chute des dents temporaires.

Elles sont au nombre de trente-deux et font leur apparition comme suit :

Premiéres molaires	5 à 7 ans
Incisives centrales.	6 a 8 —
Incisives latérales.	7 à 9 —
Premiers bicuspides	9 à 10 —
Deuxièmes bicuspides	10 à 11 —
Canines	11 à 12 —
Deuxièmes molaires	12 à 14 —
Troisièmes molaires.	18 à 24 —

Leur éruption, comme celle des dents de lait, est assez variable. — C'est ainsi que les canines peuvent paraître tantôt *avant*, tantôt *après* les prémolaires. — De même les dents de sagesse ne paraissent souvent qu'à la trentième année, ou même plus tard.

Développement des maxillaires. — Il serait difficile de trouver un sujet de recherches plus intéressant que celui des changements progressifs des mâchoires, pendant l'enfance, et leur évolution jusqu'à l'âge adulte, depuis l'état fœtal, jusqu'à l'apparition de la dent de sagesse. Pendant l'état adulte et après la chute successive des dents permanentes, jusqu'à la disparition complète de celles-ci, le maxillaire ne cesse de se modifier, au gré des organes pour lesquels il semble être formé. (Demontporcelet et E. Decaudin.)

En effet, si nous considérons les mâchoires, tant au point de vue de leur structure qu'en ce qui concerne leur développement, nous constatons sans peine, qu'elles ne cessent de se modifier, depuis le moment de la naissance jusqu'à la senilité. — Ces modifications sont d'une importance capitale, en ce qui concerne le redressement des dents; c'est pourquoi nous allons les passer rapidement en revue. — Nous prendrons comme type le maxillaire inférieur, car il se prête mieux à la description, et son évolution, ainsi que ses changements d'aspect, sont plus saisissables et faciles à comprendre. Remontons tout d'abord à l'état fœtal.

L'arc branchial, qui prend part à la formation de la face et qu'on nomme l'*arc mandibulaire*, se compose de deux parties, l'une postérieure ou basale, qu'on appelle le *palato quadrate*, et l'autre antérieure ou terminale, qu'on appelle le *cartilage de Meckel*.

L'os maxillaire inférieur prend naissance le long de ce dernier.

Une mince lame osseuse, se creusant bientôt en gouttière, se montre au-dessus de ce cartilage et sépare les vaisseaux et nerfs dentaires des sacs folliculaires.

De cette gouttière s'élèvent ensuite des bords qui montent jusqu'au sommet des follicules sans toutefois se refermer au-dessus d'eux.

Enfin, à la naissance, des cloisons osseuses se sont formées, qui divisent la gouttière primitive en alvéoles. — Les deux moitiés de l'os, bien qu'elles ne soient pas encore soudées, sont réunies par un fibro-cartilage qui deviendra plus tard la symphyse du menton. Jusqu'ici il s'est produit plutôt un travail d'ossification, qu'un travail de développement ou d'agrandissement de la mâchoire ; mais, à partir de ce moment, nous allons voir le maxillaire changer d'aspect et se modifier en vue de son rôle ultérieur.

En effet, à cette époque, c'est-à-dire *à la naissance*, l'apophyse articulaire s'élève à peine au-dessus du niveau du bord alvéolaire et l'angle du maxillaire est très obtus.

Au sixième mois l'évolution de la mâchoire a déjà fait un progrès sensible.

Les alvéoles sont plus profondes — la symphyse du menton est complète. — L'angle de la mâchoire est moins obtus — le développement est surtout sensible dans la branche ascendante et l'on peut constater que l'apophyse articulaire s'élève au-dessus du niveau général du bord alvéolaire. — Enfin, *chez l'adulte* le maxillaire, que nous venons de décrire, s'est développé en hauteur, en épaisseur et en longueur (fig. 5) et l'angle est devenu presque droit.

Et maintenant, comment expliquer ces changements???

Disons tout d'abord, que le maxillaire in-

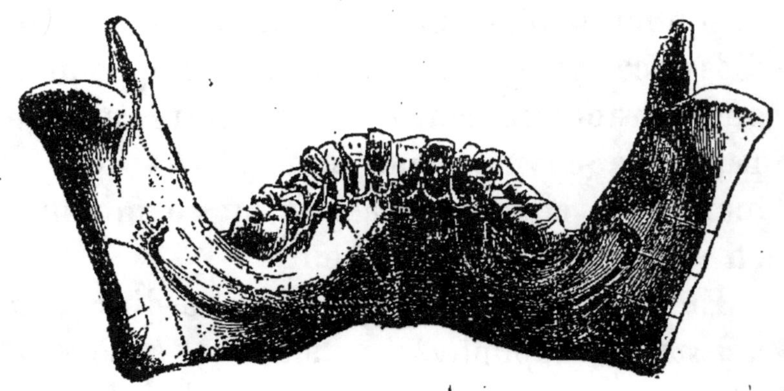

Fig. 15. — Maxillaire inférieur; face postérieure.

férieur se développe surtout en arrière dans le sens de la longueur.

Ce développement est dû à un travail de résorption, au niveau de la ligne oblique externe, rejoignant la branche montante d'une part, et à l'adjonction d'une nouvelle élaboration de tissu osseux, au niveau de l'angle de la mâchoire, d'autre part.

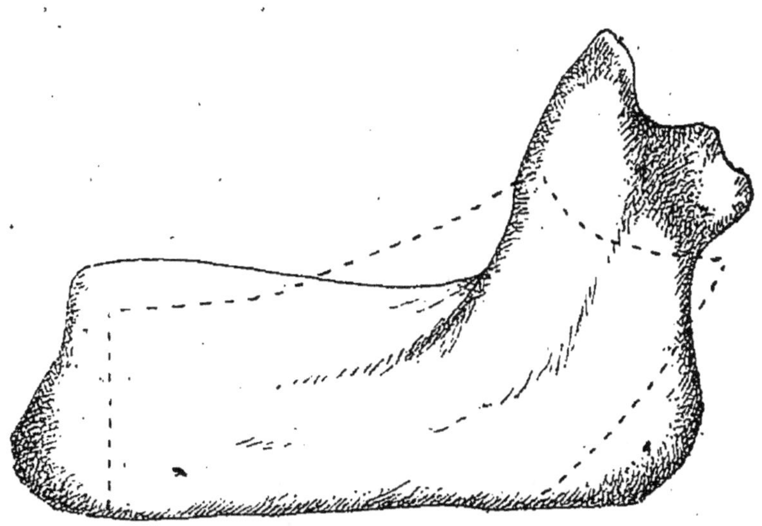

Fig. 16. — Figure schématique d'après Demontporcelet et E. Decaudin.
(Les lignes tracées représentent la mâchoire d'un enfant superposée sur une mâchoire d'adulte.)

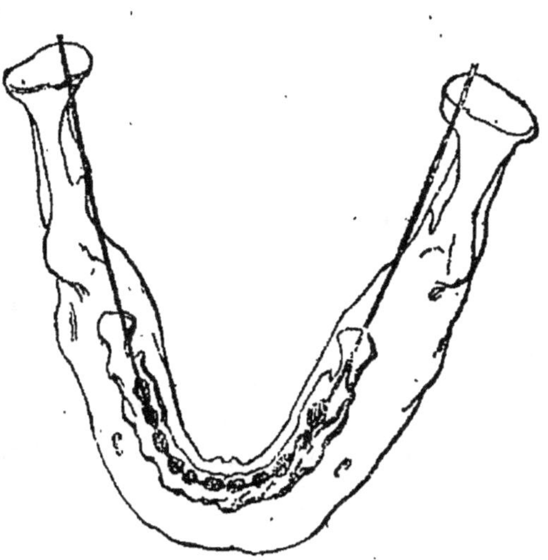

Fig. 17. — Juxtaposition d'un maxillaire d'enfant montrant la
direction de l'accroissement.

THOMSON. — Mal. de la bouche.   8

Par contre, l'accroissement de l'os, à sa partie externe, reçoit une extension considérable par l'addition de nouvelles couches de tissu osseux à sa surface externe, surtout marquée dans la portion basilaire, au niveau de la symphyse du menton.

Anomalies du système dentaire. — Magitot a fait une classification raisonnée des anomalies dentaires.

Voici, du reste, le tableau qu'il a établi, et qui contiennent neuf variétés différentes, avec leurs subdivisions.

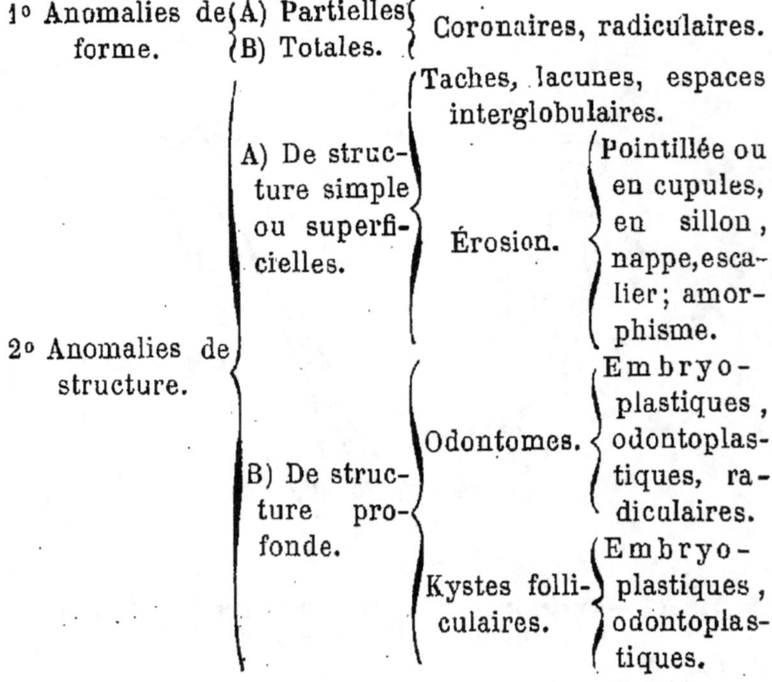

1º Anomalies de forme. (A) Partielles (B) Totales. } Coronaires, radiculaires.

2º Anomalies de structure.

A) De structure simple ou superficielles.
- Taches, lacunes, espaces interglobulaires.
- Érosion. } Pointillée ou en cupules, en sillon, nappe, escalier; amorphisme.

B) De structure profonde.
- Odontomes. } Embryoplastiques, odontoplastiques, radiculaires.
- Kystes folliculaires. } Embryoplastiques, odontoplastiques.

3º Anomalies de disposition.
- (A) Par réunion de deux germes. (Atrophie folliculaire.
- (B) Par division d'un seul.

4º Anomalies de direction.
- (A) Par antéversion.
- (B) Par rétroversion.
- (C) Par inclinaison latérale.
- (D) Par rotation sur l'axe.

5º Anomalies de siège.
- (A) Par transposition dans l'arcade.
- (B) Par hétérotopie, ou hors de l'arcade.

6º Anomalies de nombre.
- (A) Par augmentation.
- (B) Par diminution.

7º Anomalies d'é-ruption.
- (A) Par éruption précoce.
- (B) Par éruption tardive.
- (AA) Par chute précoce.
- (BB) Par chute tardive.

8º Accidents dits de dentition.
- (A) De la dentition temporaire.
- (B) Des 28 premières molaires.
- (C) Des troisièmes molaires.

9º Anomalies des maxillaires liées aux anomalies dentaires.
- (A) Atrésie.
- (B) Diastolie.
- (E) Prognathisme.
- (D) Opisthognathisme.

Le seul défaut de cette classification, c'est qu'elle est *trop complète*. Nous n'avons à nous occuper ici ni des anomalies de forme, ni de structure, mais seulement des anomalies de direction.

Nous allons donc essayer de classifier celles-ci d'une façon qui répondra mieux à nos besoins et facilitera la description que nous avons à en faire.

Nous partagerons les anomalies de direction en trois groupes, comme suit :

1° Irrégularités de l'articulation, qui est anormale ou vicieuse ;

2° Irrégularités dues à un développement tardif ou défectueux des maxillaires ;

3° Irrégularités dues à la position anormale ou irrégulière d'un ou de plusieurs germes.

Ces trois groupes comprennent toutes les anomalies de direction, à l'exception toutefois des anomalies accidentelles, occasionnées par une cause mécanique quelconque et qui ne présentent qu'un intérêt secondaire.

La première série comprend l'anteversion et l'inversion d'une ou de plusieurs dents. Elle comprend en outre une forme d'anomalie qui, si elle n'a pas encore été décrite, n'en existe pas moins ; nous voulons parler de l'occlusion des dents en « cisaille » (nous la décrivons page 140).

La deuxième série comprend l'*atrésie* et la *diastolie*, de l'une ou des deux mâchoires.

Enfin *la troisième série* comprend toutes les autres anomalies de direction, y compris la rotation sur l'axe.

En résumé :

<table>
<tr><td rowspan="6" style="writing-mode:vertical-lr">Anomalies de direction.</td><td>1º Irrégularités de l'articulation.</td><td>A) Antéversion.
B) Inversion.
C) Articulation en cisailles.</td></tr>
<tr><td>2º Irrégularités des maxillaires.</td><td>A) Atrésie.
B) Diastolie.</td></tr>
<tr><td>3º Irrégularités dues à la position anormale ou irrégulière d'un os de plusieurs germes.</td><td>A) Hétérotopie.
B) Latéroversion.
C) Rétroversion.
D) Obliquité (rotation sur l'axe).</td></tr>
</table>

Nous allons maintenant étudier chacune de ces anomalies séparément.

Antéversion. — Cette anomalie, qui se rencontre surtout à la mâchoire supérieure, est souvent associée à l'atrésie ou étroitesse de la mâchoire, qui en est alors la cause. — Elle consiste en la projection en avant d'une ou de plusieurs incisives.

Le plus souvent ce sont les centrales seules qui sont projetées en avant, tandis que les petites incisives, au contraire, ont une inclinaison latérale, l'une vers l'autre et par conséquent rentrent plus ou moins dans l'arcade. D'autrefois ce sont les latérales qui avancent, la position des autres dents restant normales.

Enfin, toutes les dents antérieures peuvent être projetées en avant, et, dans quel-

ques cas heureusement fort rares (prognatisme), cette difformité existe à tel point que
les molaires seulement se rencontrent lorsque
la bouche est fermée et l'on peut alors passer le petit doigt dans l'espace comprise entre les deux mâchoires, au niveau des dents
antérieures.

L'antéversion, lorsqu'elle n'est pas occa-
sionnée par l'étroitesse de l'arcade alvéolaire,
est souvent due à une articulation vicieuse,
résultant de l'éruption tardive ou imparfaite
des molaires.

Un phénomène semblable se produit chez
l'adulte, à la suite de la perte précoce des
multicuspidées.

Dans ces cas, les dents antérieures ayant
à supporter tous les chocs de la mastication,
sont projetées en avant, s'ébranlent et finissent par tomber si l'on ne remplace pas les
molaires absentes. Il va sans dire, que ce
phénomène ne s'observe qu'à la mâchoire
supérieure, à moins toutefois que l'inversion
existe d'emblée.

Inversion. — Anomalie de l'articulation qui
consiste en ce que les dents inférieures passent devant une ou plusieurs dents supé-

rieures, chaque fois que la bouche se ferme.
Lorsque toutes les dents antérieures se trouvent dans ces conditions, l'irrégularité est
connue sous le nom de *menton de galoche*.

L'inversion résulte tantôt de la *rétroversion*
(projection en arrière) d'une ou de plusieurs
dents de la mâchoire supérieure, tantôt du

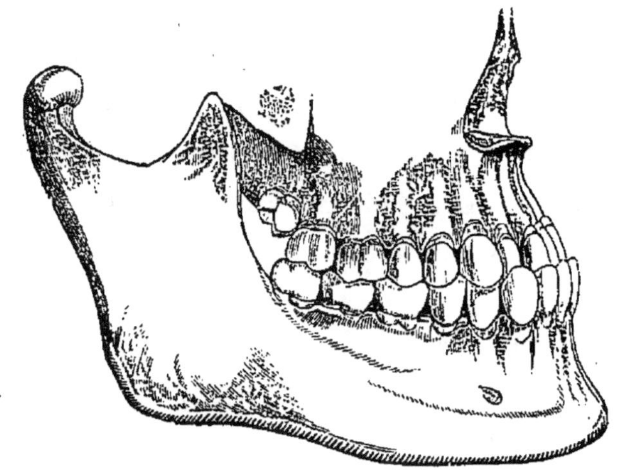

Fig. 18.—- Inversion vue de profil.

prognàtisme (projection en avant) de la mâchoire inférieure.

Cette anomalie a été décrite par là plupart
des auteurs, sous le nom de *rétroversion*. —
Nous ne pouvons les suivre dans cette voie,
car nous faisons une distinction bien nette,
entre l'*inversion* telle que nous venons de la
définir et la *rétroversion* qui comprend, en

outre, certaines déviations des dents inférieures. Ces déviations n'ont aucun rapport avec l'*inversion*, ni au point de vue de l'étiologie, ni par les moyens de redressement qu'elles comportent mais, comme d'autre part, la dénomination de rétroversion leur est toute aussi applicable qu'aux irrégularités que nous venons de décrire sous le nom d'*inversion*, nous préférons adopter cette dénomination nous réservant de revenir sur la « rétroversion », en parlant des *anomalies de direction* comprises dans le troisième groupe de notre classification.

Occlusion en « cisailles ». — Cette anomalie a pour origine l'éruption tardive ou imparfaite des molaires.

Bien qu'elle n'ait jamais été décrite, à notre connaissance, elle est loin d'être rare et mérite bien d'être étudiée, tant au point de vue de l'esthétique, qu'au point de vue de préjudice qu'elle apporte à la mastication.

Sans doute, bien de ces cas passent inaperçus, ou bien sont négligés, parce que le praticien ne s'est jamais donné la peine de se demander comment il pourrait y remédier.

Un observateur peu soigneux ne remarquerait tout d'abord rien d'anormal dans la bouche de son sujet. Les dents sont bien rangées, les arcades dentaires paraissent normales, et même le vice de l'articulation pourrait passer inaperçu. Cependant, en regardant de plus près, on s'aperçoit que les dents antérieures

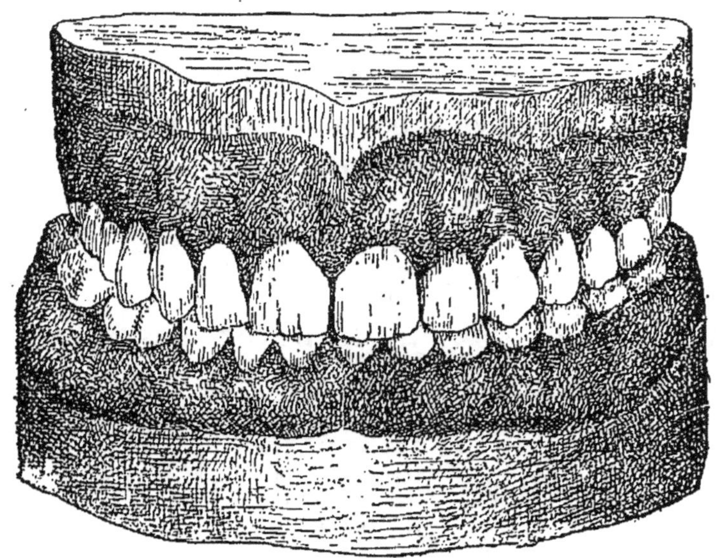

Fig. 19. — Articulations en cisailles.

du maxillaire inférieur, au lieu de se trouver en contact avec celles de la mâchoire supérieure, viennent buter contre la muqueuse à l'intérieur de celle-ci (fig. 19). On remarquera en outre que lorsque la bouche est fermée, les dents inférieures sont à peine visibles étant masquées par les incisives et canines supérieures (fig. 19).

Les inconvénients qui en résultent sont multiples.

1° Il n'est pas rare de voir cette anomalie aboutir à la déviation des incisives supérieures produisant ainsi l'*anteversion* que nous venons de décrire ;

2° La mastication se fait difficilement et la muqueuse gingivale est souvent irritée ;

3° Enfin, au point de vue de l'esthétique, cette irrégularité est une réelle difformité.

Atrésie. — Anomalie qui consiste en une diminution du diamètre transversale de l'une ou des deux mâchoires.

Elle se voit le plus souvent à la mâchoire supérieure qui présente alors la forme d'un V à sommet dirigé en haut.

Cette forme qui est caractéritique de l'irrégularité, est bien représentée dans la figure 20.

Diastolie. — Cette anomalie, qui consiste en une augmentation du diamètre des mâchoires, est très rare et ne se voit guère que chez les races inférieures. Elle est sans conséquences pathologiques et semble ne devoir réclamer aucun traitement utile.

Heterotopie. — Cette dénomination comprend toutes les anomalies de siège. Celles-ci sont très nombreuses. On les divise en trois groupes.

1° Anomalies par transposition (la dent a pris la place d'une autre et *vice versa*);

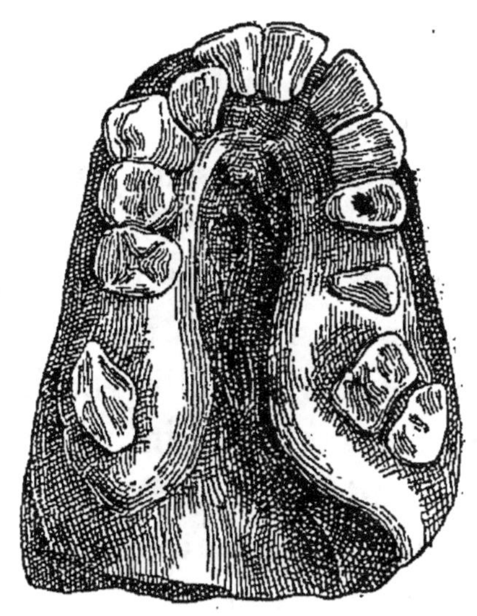

Fig. 20. — Atrésie du maxillaire supérieur. (D'après *Tomes*.)

2° Heterotopie par déplacement hors de l'arcade (la canine, par exemple, ne trouve pas où se loger);

3° Anomalies par génération hors de la cavité buccale (apparition d'une dent sur un point plus ou moins éloigné de la cavité buccale).

Lateroversion. — Inclinaison latérale d'une dent, vers la partie médiane ou distale des maxillaires. Cette anomalie peut affecter toutes les dents.

Rétroversion. — Projection ou inclinaison en arrière d'une ou de plusieurs dents.

En parlant des irrégularités de l'articulation, nous avons fait une distinction entre les mots rétroversion et inversion. En effet, la *rétroversion* peut exister, sans qu'il y ait *inversion* (exemple : la projection en arrière d'une incisive laterale inférieure) et, par contre, l'*inversion* n'entraîne pas nécessairement la *rétroversion* (exemple : l'inversion due au prognatisme du maxillaire inférieure, les dents supérieures étant verticales).

L'inversion proprement dite est une irrégularité de l'articulation. La « rétroversion », au contraire, est ordinairement le résultat de l'atrésie, ou étroitesse de l'une ou des deux mâchoires ; et, comme nous ne parlons ici des anomalies dentaires qu'au point de vue de leur redressement, il est important d'établir une distinction entre ces deux formes d'irrégularité.

Obliquité (rotation sur l'axe.,. — Anomalie

qui consiste en la position oblique d'une dent antérieure, sur le bord alvéolaire, de telle sorte que le bord tranchant de la dent, au lieu d'être en ligne avec l'arcade, forme avec elle un angle de 30 à 90 degrés.

Cette irrégularité se voit surtout aux incisives, plus rarement aux canines, plus rarement encore aux petites molaires. Elle comporte deux ordres de traitement, soit au moyen des appareils que nous allons décrire, soit lorsqu'il s'agit d'une incisive par *torsion* immédiate.

Nous ne citons cette dernière que pour mémoire, car les inconvénients qui peuvent en résulter sont nombreux et nous ne sommes pas partisans d'employer la torsion.

CHAPITRE VIII

ORTHOPÉDIE DENTAIRE

GÉNÉRALITÉS SUR LE REDRESSEMENT DES DENTS

Nous allons maintenant étudier les moyens de corriger les irrégularités dentaires ; mais, avant d'aborder ce sujet, nous tenons à poser comme axiome que : *Tout redressement de ces déviations est accompagné des mêmes phénomènes que ceux que nous venons de décrire en parlant du développement des mâchoires, c'est-à-dire d'une résorption de tissus osseux, d'une part et d'un nouveau dépôt de tissu osseux d'autre part et que, par conséquent, il faut un certain temps pour accomplir ce double résultat.*

Comme exemple, prenons une incisive quelconque dont la position est anormale.

Vous adaptez un appareil dans la bouche, qui exerce une pression sur cette dent, afin de la faire revenir en place.

Le premier résultat de cette pression sera une douleur plus ou moins prononcée, suivant le sujet, mais toujours assez vive pendant vingt-quatre heures.

Puis, le deuxième ou le troisième jour, votre dent commencera à cheminer dans la direction voulue et à partir de ce moment, la douleur, à moins toutefois que la pression ne soit trop forte, cessera.

Voici enfin votre dent redressée, c'est-à-dire arrivée à l'endroit précis où vous désirez qu'elle reste. Vous ôtez votre appareil, croyant votre redressement terminé ; mais, hélas ! le lendemain vous vous apercevez que la dent a repris sa position primitive. Pourquoi ?... Tout simplement parce que vous n'avez pas bien compris les phénomènes provoqués par votre appareil !

Le premier résultat de la pression exercée par votre pièce a été de comprimer le périoste de la dent sur laquelle s'exerçait cette pression, d'où la douleur dont s'est plaint votre patient. Puis, cette même pression a occasionné une ostéite raréfiante, localisée, aboutissant à la résorption de l'os du côté de la dent opposée à la dite pression.

A partir de ce moment, la dent est légèrement chancellante et la douleur devient presque nulle.

Enfin, votre dent est arrivée à l'endroit précis que vous lui destinez, mais elle laisse derrière elle, si l'on peut ainsi s'exprimer, un espace que la nature doit combler au moyen d'un nouveau dépôt de tissu osseux. Il faut, par conséquent, maintenir votre dent jusqu'à ce que ce travail de réparation soit terminé, à moins toutefois que celle-ci ne soit maintenue en place par l'antagonisme des dents opposées.

Supposons maintenant que vous ayez négligé cette précaution et que la dent soit revenue à sa place primitive, comme nous venons de le dire.

Que ferez-vous ? Sans doute furieux de ce contre-temps, vous remettrez l'appareil dans la bouche, tout en augmentant, si possible, la pression exercée sur la dent.

Le résultat de cette manœuvre sera, tout d'abord, très satisfaisant, car en quelques heures, votre dent sera de nouveau à l'endroit que vous lui destinez.

Vous vous félicitez de ce bon résultat, vous prenez vos précautions pour que la dent ne bouge plus et enfin vous croyez que cette fois votre redressement est bien terminé.

Hélas ! votre joie est de courte durée, car quelque temps après vous constatez avec regret que la dent est devenue opaque ou noirâtre ! — Pourquoi ? nous demandons encore ! Tout simplement parce que vous êtes allé *trop vite* et que vous avez produit une inflammation dont le résultat est *la mortification de la pulpe.*

Ces préliminaires étaient nécessaires pour faire comprendre ce que nous avons à dire sur le redressement des dents, car bien peu de praticiens ont consacré à cette partie de notre art toute l'attention qu'elle mérite.

Il n'est pas rare de rencontrer des dentistes jouissant d'une belle clientèle, autant que d'une réputation bien méritée, et qui, cependant, ne connaissent pas le premier mot du redressement des dents. Pourquoi ? parce que, étant très pris par leur clientèle d'une part, et d'autre part ayant à leur disposition tout un personnel de mécaniciens, ils préfèrent donner leurs idées à un de ces derniers qui les exécute.

Le résultat est mauvais, car le « mécanicien », malgré qu'il n'ait aucune connaissance, en dehors de son métier, aura toujours une influence bien marquée sur « son patron ».

N'ayant qu'un seul but, celui de faire un travail bien fini, « chic » en un mot, il n'hésitera pas, pour obtenir ce résultat, à modifier ou même à changer, au besoin, le plan donné primitivement et cela avec le consentement du dit patron; d'ailleurs, celui-ci n'allant que rarement dans le laboratoire, perd l'habitude, si l'on peut ainsi s'exprimer, et ne sait plus tirer de ses matériaux tout ce qu'ils sont capables de produire.

Opportunité de l'extraction dans le but du redressement des dents. — Combien de fois ne nous est-il pas arrivé de voir des bouches irrémédiablement perdues, parce que le dentiste n'avait pas su faire son devoir.

Tantôt c'est un cas d'atrésie qui se présente et nous constatons avec peine que les dents n'ayant pu se loger dans ces arcades trop étroites, sont dans un triste état, cariées et l'une sur l'autre, cependant l'extraction fortuite des quatre premières grosses molaires aurait tout au moins atténué, sinon empêché cet état de choses. D'autre fois, au contraire, c'est un excès de zèle de la part du dentiste, que nous avons à déplorer, car nous constatons, avec tristesse, l'absence de l'une ou des deux incisives latérales supérieures, qu'un praticien mal inspiré a extraites, parce qu'elle se trouvaient en dedans de l'arcade. Sans doute, dans ce dernier cas, le vide produit par l'extraction s'est comblé; mais, hélas! la beauté de la bouche a disparu avec la brèche.

Si encore on ne voyait ces horreurs que dans la pratique, on pourrait au moins les excuser, sinon les pardonner; on se dirait : « Celui qui a fait cette bétise, est sans doute un étudiant, ou quelque petit dentiste n'ayant jamais faitj d'études bien sérieuses » ; mais, hélas! il n'en est pas ainsi, car bien des écrivains connus se sont faits les défenseurs de ces abominations et les pratiquent journellement.

Nous avons sous les yeux en ce moment un *Traité de Chirurgie dentaire*, dont nous extrayons le passage suivant :

« Une irrégularité fréquente est la proéminence des canines, résultant de l'étroitesse du maxillaire. Dans ces cas, il faut extraire les dents proéminentes. »

Comment répondre à une pareille hérésie ? Avons-nous le droit, après la lecture de ce passage, d'en vouloir à l'étudiant, ou au petit dentiste, qui, n'osant se fier à sa propre expérience, agit d'après ce qu'il a lu dans un pareil traité ? Non ! assurément non ! et c'est pourquoi nous allons donner quelques conseils qui permettront à ceux-ci d'éviter les erreurs que nous venons de signaler. Donc, en ce qui concerne le redressement des dents, nous dirons :

1° *Qu'il ne faut jamais extraire ni une incisive, ni une canine de la mâchoire supérieure.*

Si c'est une incisive qui est déviée, il y a toujours moyen de la faire rentrer en ligne, au moyen d'un appareil approprié.

Si c'est une canine qui proémine, par suite de l'étroitesse de l'arcade, il faut extraire la première petite molaire ; le plus souvent cela suffira, dans le cas contraire un appareil en aura vite raison ;

2° A la mâchoire inférieure, l'absence d'une incisive a moins d'importance et peut passer inaperçue ; donc on ne saurait en blâmer l'extraction dans certains cas, *mais il faut l'éviter autant que possible et ne jamais extraire les canines* qui contribuent beaucoup à la beauté de la bouche ;

3°Lorsque les mâchoires sont très étroites, *l'extraction de quatre dents est indiquée*. On choisira de préférence les quatres premières grosses molaires, car d'une part on obtient ainsi plus de place, à cause de leur volume, et d'autre part ce sont elles qui sont le plus souvent atteintes de carie.

Quelques mots de l'âge auquel on doit entreprendre le redressement des dents, puis nous passerons à l'étude des appareils employés pour obtenir ce résultat.

On a posé, comme règle générale, que « plus tôt on remédie à l'irrégularité, mieux cela vaut. » Ceci n'est vrai qu'en ce qui concerne l'inversion ou la rétroversion d'une ou plusieurs dents.

En effet, si une insicive supérieure est située de telle sorte que les dents inférieures passent devant elle, chaque fois que la bouche se ferme, tout délai ne ferait qu'augmenter la déviation. Il faut donc commencer le redressement de celle-ci sans perdre de temps.

Il n'est même pas nécessaire d'attendre que la dent ait fini son éruption, surtout si l'on se sert de l'appareil que nous décrivons plus loin et qui possède cet avantage sur le plan incliné, ordinairement employé, de ne pas exposer la dent aux chocs répétés contre ce dernier.

Quant aux autres irrégularités, il vaut mieux attendre que les molaires de douze ans soient en place avant d'en commencer le redressement. Par conséquent, nous poserons à notre tour comme règle générale que, *hormis la rétroversion, on ne doit pas commencer un redressement avant douze ans, ni après vingt ans..*

Pas avant douze ans, car jusqu'alors les deuxièmes molaires ne sont pas développées.

Pas après vingt ans, car à cet âge on aurait de la peine à faire porter consciencieusement un appareil par une jeune fille et d'autre part le sexe fort n'aurait guère recours à nos lumières. D'ailleurs, à partir de vingt ans, l'os devient très dense et les redressements d'autant plus lents et pénibles (on peut cependant arriver à redresser les dents jusqu'à trente ans).

Appareils de redressement. — Nous n'avons pas l'intention de parler des divers appareils employés jusqu'à ce jour dans le but de corriger les déviations dentaires.

Ces appareils ont été suffisamment décrits dans la plupart des traités de chirugie dentaire; ils sont nombreux et variés dans leurs formes (1).

Nous nous bornerons à donner quelques notions générales sur la méthode que nous avons adoptée, puis nous étudierons l'application de cette méthode à chacune des différentes déviations que nous avons décrites en parlant des anomalies dentaires.

Tout d'abord, qu'il nous soit permis de dire quelques mots sur les raisons qui nous ont conduit à adopter cette méthode et de rendre à César ce qui lui revient de droit.

Nous avons eu comme professeur et maître, le Dr John-A. Millard, de New-York, qui débuta à Londres chez feu le Dr Coffin, et, par conséquent, eut le rare bonheur de pouvoir écouter ses conseils et profiter de son expérience.

Il est inutile d'insister sur la valeur de l'un ou de l'autre, car, surtout en ce qui concerne le redressement des dents, le nom du Dr Cof-

____

(1) Voy. HARRIS et AUSTEN, *Traité de l'art du dentiste*, traduit par E. Andrieu. Paris, 1884, p. 531 et suiv.

fin est et restera célèbre et sa découverte de l'application du ressort en spirale pour corriger l'atrésie marque dans l'histoire de la chirurgie dentaire.

Or, les paroles du **maître** ne furent pas perdues et lorsque nous connûmes le Dr Millard pour la première fois, en 1880, nous trouvâmes en lui les mêmes idées, la même doctrine que jadis il avait trouvé chez le Dr Coffin, et il fut pour nous ce qu'avait été pour lui ce dernier.

En collaboration avec le Dr Millard, nous avons modifié, perfectionné en un mot l'idée primitive et nous sommes arrivé à appliquer celle-ci à *toutes les déviations dentaires*. Le Dr Coffin, qui fut notre devancier, employa le fil d'acier (piano wire) en forme de spirale, pour combattre une anomalie connue sous le nom d'atrésie. Nous sommes allés plus loin, et aujourd'hui nous employons avec succès ce même fil d'acier pour combattre *toutes les irrégularités des dents*.

Voilà notre méthode.

Toutefois, avant d'expliquer l'application du fil d'acier aux différentes déviations dentaires, nous voulons dire quelques mots sur la manière de l'employer et de le préparer et préciser le genre de pièces pour la confection desquelles il convient le mieux.

Si l'on veut se servir du fil d'acier pour redresser les dents, il faut adopter comme pièce la plaque en caoutchouc, la seule qui convient à cet agent.

On peut employer n'importe quelle marque mais personnellement, nous donnons la préférence au caoutchouc W. de Ash et fils, ou au caoutchouc noir. Les avantages que présentent les pièces en caoutchouc pour le redressement des dents (même en dehors de l'emploi du fil d'acier) sont multiples.

1° L'adaptation est plus parfaite et plus facilement obtenue;

2° Il est plus facile d'adapter une pièce en caoutchouc à l'articulation, lorsque la plaque doit recouvrir les dents ;

3° Une pièce en coutchouc peut être taillée, limée, raccourcie, serrée et, en un mot, adaptée, selon les besoins, beaucoup plus facilement qu'une pièce en métal ou en celluloïd. Ceci dit, voici le « modus operandi » de faire ces pièces.

Préparation du modèle. — Le modèle en plâtre étant obtenu, on doit lui faire subir deux petites opérations bien simples.

La *première* consiste à faire une petite rainure au niveau du collet de chaque dent qui doit être couverte par la pièce.

Cette petite rainure doit être faite, non seulement sur la face linguale ou palatine de ces dents, mais aussi sur leur face buccale ou extérieure.

Elle est destinée à faire tenir solidement la pièce en place et l'empêcher d'être délogée par la pression que l'on exerce sur les dents à redresser.

La *deuxième* opération consiste à remplir avec du plâtre les fissures qui existent sur la face triturante des molaires et petites molaires entre les tubercules ou cuspides de celles-ci.

Pour cela, on mouille les dites fissures au moyen d'un pinceau imbibé d'eau, puis on y coule une gouttelette de plâtre très délayée.

L'objet de cette deuxième opération est d'enlever autant que possible tout obstacle qui pourrait nuire à l'adaptation parfaite de la pièce dans la bouche.

Le modèle étant ainsi préparé, on passe au fil d'acier.

Le fil d'acier (piano wire des Anglais) se vend chez la plupart des fournisseurs pour dentistes en forme de petits paquets, contenant un assortiment de fils de différentes épaisseurs.

Presque tous les traités d'orthopédie dentaire disent qu'il faut éviter de le recuire.

Ceci n'est vrai qu'en ce qui concerne les parties qui doivent exercer la pression ou faire ressort, mais non pas de celles destinées à être cachées dans le caoutchouc, car après une longue expérience, nous croyons pouvoir affirmer qu'il est préférable de recuire celles-ci et voici pourquoi :

1° Parce que les extrémités une fois recuites deviennent très malléables et l'on peut alors *les aplatir*, ce qui leur donne plus de fixité ;

2° Parce qu'il est plus facile de les adopter à la forme qu'on leur destine soit le long du palais, soit autour d'une dent ;

3° Parce que cette recuisson, si elle est bien faite, n'enlève rien à l'élasticité des autres parties du fil.

Voici comment nous opérons. Supposons par exemple qu'il s'agit de faire un ressort Coffin. Nous commençons par choisir un fil de l'épaisseur voulue, puis avec une paire de pinces demi rondes on lui donne la forme nécessaire. Ceci fait, on coupe les deux bouts du fil, tout en laissant assez de longueur de chaque côté du ressort pour que les extrémités (AA de la figure suivante) puissent solidement le maintenir, lorsqu'elles seront tenues par la pièce.

On chauffera les deux bouts AA, en ayant soin que le fil ne rougisse pas au delà des points BB.

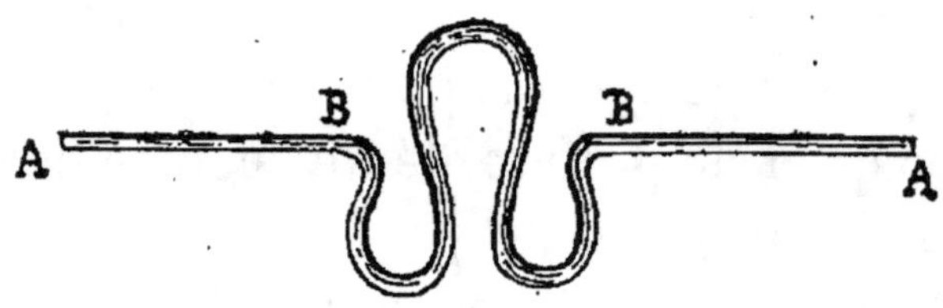

Fig. 21. — Figure montrant la première étape dans la préparation du ressort Colfin. — AA, extrémités destinées à être tenues par le caoutchouc; BB, endroits où le ressort émerge de la plaque.

On aplatira ensuite les deux extrémités AA et on leur donnera la forme représentée dans la figure 21.

Il s'agit maintenant de les rétamer, car autrement le caoutchouc ne prendrait pas dessus. Pour cela on les mouillera avec de l'esprit de sel ou une solution saturée de chlorure de zinc, puis on les trempera dans de la soudure d'étain, préalablement fondue en ayant toujours soin de ne pas dépasser les points BB de notre figure précédente.

Il ne reste plus qu'à lier le ressort avec du fil de fer mince, afin d'empêcher son ressort. Il doit alors présenter la forme suivante (fig. 22) et l'on peut fixer ses extrémités dans la cire.

On glissera entre la plaque et la partie du ressort emergent de la cire un fragment de feuille d'étain assez épais pour assurer une surface polie aux parties placées sous le ressort.

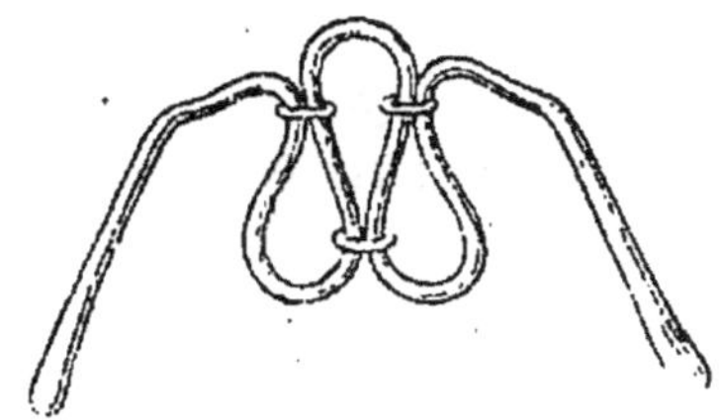

Fig. 22. — Fil de piano préparé pour l'appareil de Coffin.

La plaque, une fois vulcanisée et polie, sera préalablemunt essayée dans la bouche puis on la divisera par le centre au moyen d'une scie.

Ce qui précède donne une idée du « modus operandi » que nous employons pour la confection de toutes nos pièces ; nous passerons à leur adaptation aux différentes déviations dentaires.

Redressement de l'antéversion. — Jusqu'à ce jour, cette anomalie était une des plus difficiles à corriger et les appareils, qu'on a imaginé pour sa correction, sont aussi complexes que variés.

Tantôt on s'est servi de coins de bois enfoncés dans une épaisse bande de caoutchouc vulcanisée entourant les dents, tantôt, au contraire, de petites rondelles élastiques, qui agissaient directement sur les dents pour les faire rentrer dans l'arcade.

Nous n'insisterons pas sur la première de ces méthodes, aujourd'hui démodée, car ses inconvénients sont nombreux et les résultats obtenus mauvais.

Quant à la deuxième, bien qu'elle soit préférable à la première, elle laisse aussi à désirer, car les petits anneaux en caoutchouc ont une tendance à s'enfoncer entre la dent et la gencive, au niveau du collet et à produire ainsi non seulement une douleur vive, mais aussi une périostite plus ou moins grave.

Avec notre méthode, ces inconvénients ne sont pas à craindre, et nous obtenons des résultats merveilleux ; d'ailleurs, l'appareil que nous employons présente un avantage, c'est d'être d'une simplicité extrême comme nous allons le voir, lorsque nous aurons donnés quelques exemples d'antéversion que nous avons corrigés.

Voici tout d'abord deux figures (fig. 23-24) représentant la mâchoire supérieure d'une de nos malades, Mlle P., de Dinan, avant et après le redressement de ses dents.

Il fut nécessaire dans ce cas d'extraire les deux premières petites molaires (AA) afin de trouver la place nécessaire pour loger dans l'arcade la petite incisive et la canine de chaque côté, car il s'agissait bien d'antéversion de ces dents, *et non pas de rétroversion des incisives centrales*, l'articulation de celles-ci avec la mâchoire inférieure étant normale.

Le résultat, comme on le voit par la figure 24 fut excellent et l'absence des deux premières petites molaires passe inaperçue.

Voici un autre cas d'antéversion, que nous avons redressé de la même façon.

Les figures 25 et 26 montrent la mâchoire supérieure au moment où nous venions d'extraire les premières molaires ; les figures 27 et 28 représentent le même cas avec la pièce de redressement en place.

Voici la description de cet appareil. Pièce en caoutchouc, recouvrant les deux prémolaires et premières grosses molaires de chaque côté. De cette pièce émergent deux fils en acier un peu plus épais que ceux employés

Figures représentant un cas d'antéversion redressé par l'auteur.

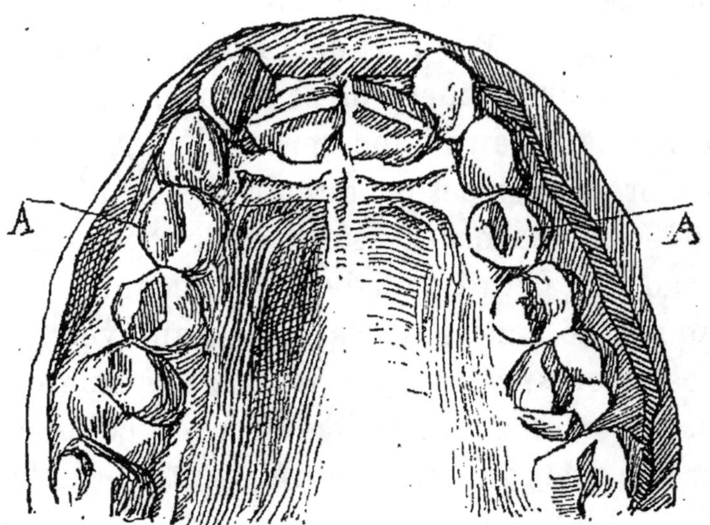

Fig. 23. — La mâchoire avant le redressement. — AA, dents
extraites par l'auteur.

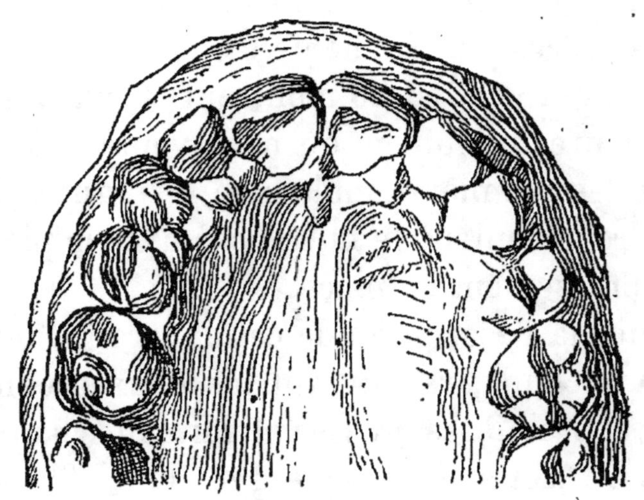

Fig. 24. — Le même cas après redressement de l'irrégularité.

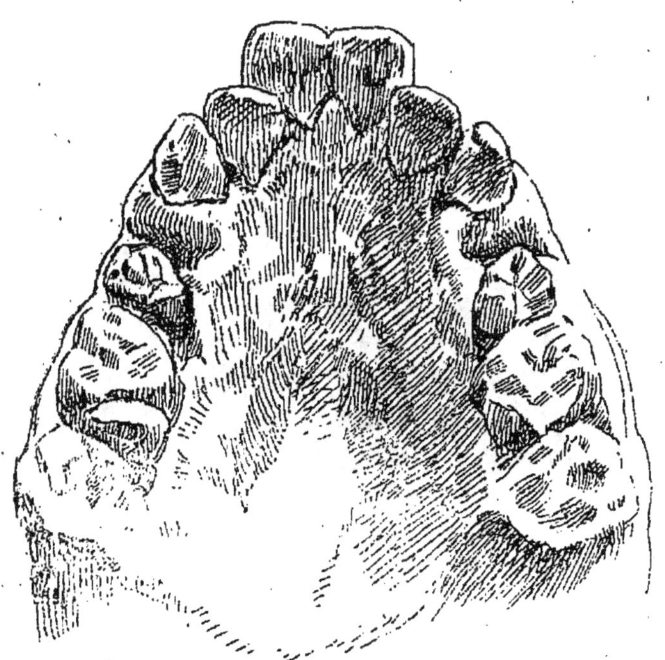

Fig. 25. — Cas d'antéversion compliqué de latéroversion des deux
latérales.

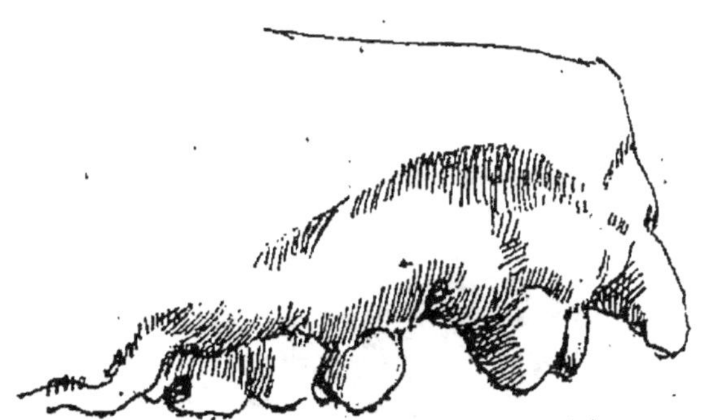

Fig. 26. — Le même cas vu de profil.

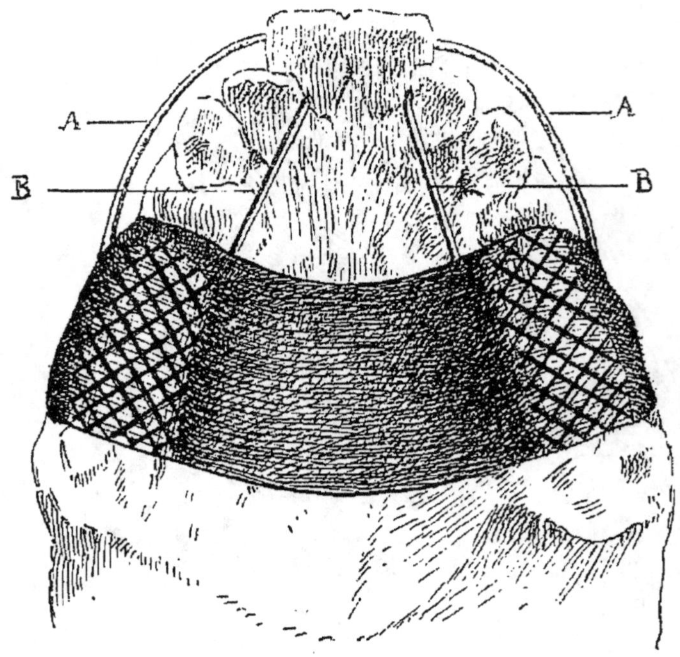

Fig. 27. — Le même cas avec la pièce de redressement en place.
AA, fils d'acier pour corriger la latéversion ; BB, fils d'acier pour
corriger la atéroversion.

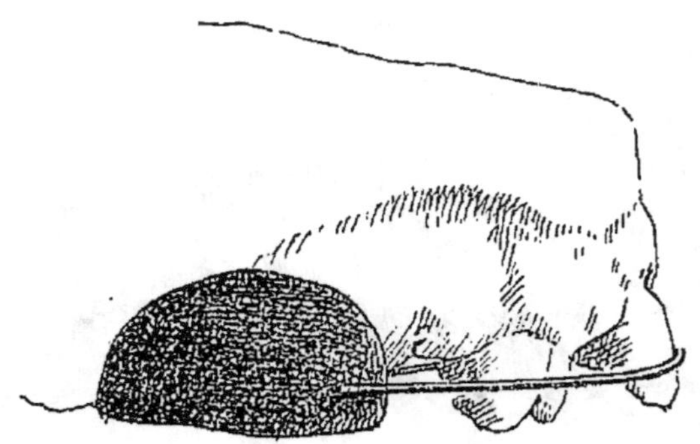

Fig. 28. — Le même cas vu de profil avec appareil en place.

pour le ressort Coffin, qui contournent l'*ex-térieur* de l'arcade dentaire et se rencontrent sur la ligne médiane.

Ces fils agissent par leur propre ressort; on peut les serrer à volonté, jusqu'à ce qu'on

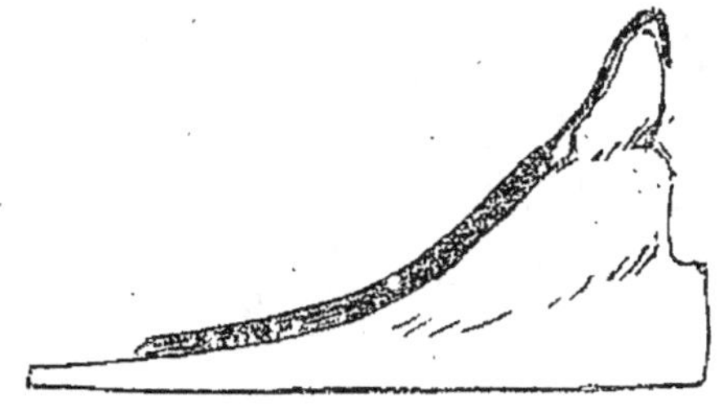

Fig. 29. — Pièce de rétention vue de profil.

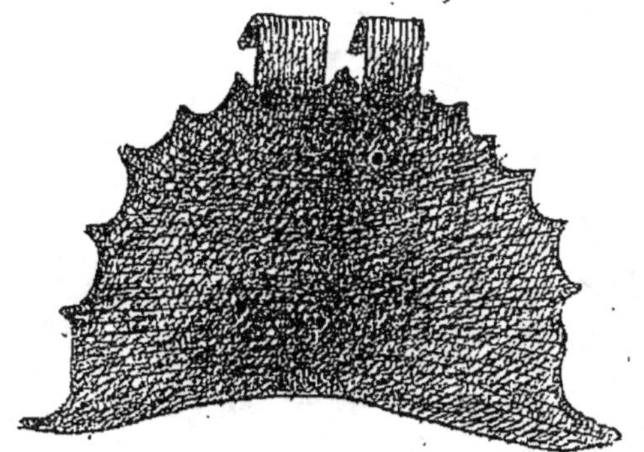

Fig. 30. — La même vue de face.

obtienne le redressement voulu. Pour retenir les dents en place, une fois le redressement obtenu, nous employons une pièce en caout-chouc, recouvrant le palais seulement, de laquelle émergent autant de bandes en or qu'il y a de dents à retenir.

Les figures 29 et 30 donnent une assez bonne idée de cet appareil.

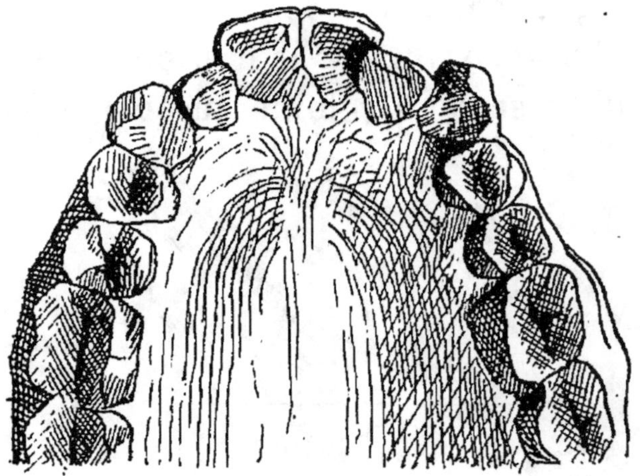

Fig. 31. — Cas d'antéversion *avant* le redressement.

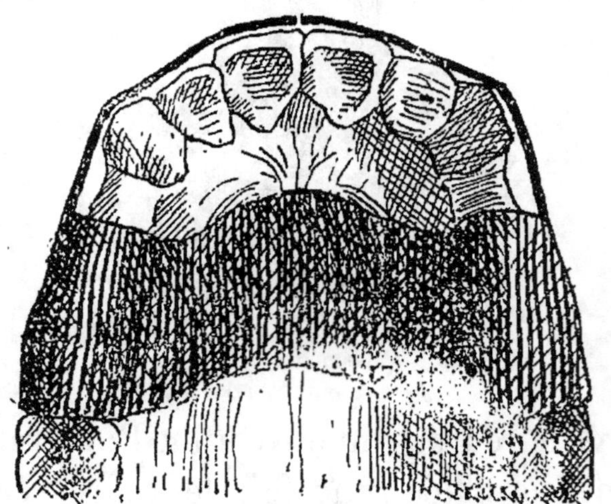

Fig. 32. — Le même cas *pendant* le redressement, l'appareil est en place, les premières prémolaires sont extraites.

Voici trois autres figures montrant la bouche de Mlle W., de Saint-Servan, avant, pen-

dant et après le redressement de ses dents.
(fig. 31, 32, 33).

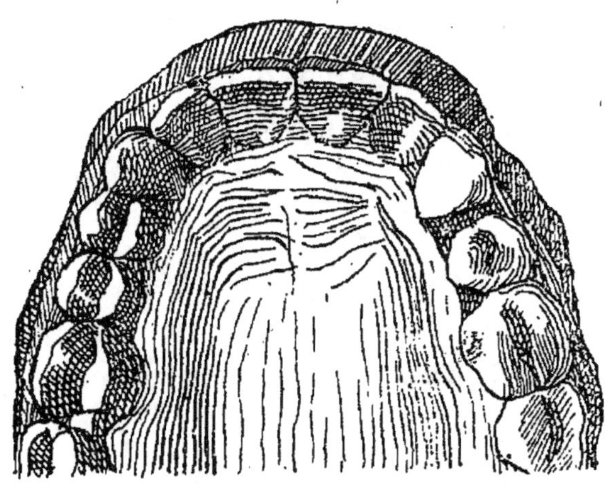

Fig. 33. — Le même cas *après* le redressement.

Redressement de l'inversion. — Pour la plupart des auteurs, le redressement de cette anomalie, nous voulons parler de l'inversion de toutes les dents antérieures, consiste dans la diminution des dimensions de l'arcade dentaire inférieure.

Nous ne partageons pas cette manière de voir, car dans la plupart des cas que nous avons observés, il s'agissait plutôt d'*atrophie*, ou d'*atrésie* du maxillaire supérieur, que d'*hypertrophie* ou *antéversion* de la mâchoire inférieure. Nous employons donc de préférence l'appareil que nous allons décrire et qui agit en faisant avancer les dents supérieures.

Lorsque, dans quelques cas exceptionnels, il est vraiment nécessaire de rétrécir l'arcade dentaire inférieure, nous employons l'appareil que nous venons de décrire en parlant de l'antéversion.

Voici la description de l'appareil que nous employons pour l'inversion : pièce en caoutchouc recouvrant les prémolaires et premières grosses molaires.

De cette pièce émergent deux fils d'acier qui contournent l'*intérieur* de l'arcade dentaire et se rejoignent sur la ligne médiane. Ces fils agissent par leur propre ressort. On peut augmenter ou diminuer la pression à volonté, en changeant la courbure des fils.

Ces pièces conviennent aussi bien à l'inversion de toutes les dents antérieures qu'à la rétroversion d'une seule de celles-ci (Voy. *Rétroversion*).

Redressement de l'occlusion en cisailles. — Pour corriger cette anomalie, il suffit de faire porter, pendant quelques mois, une petite pièce en caoutchouc, recouvrant les prémolaires et premières grosses molaires. Cette pièce peut être appliquée soit à la mâchoire supérieure, soit à la mâchoire inférieure; le résultat à obtenir est le même, à savoir le *développement des deuxièmes grosses molaires*, celles-ci s'allongent progressivement de façon à ouvrir plus ou moins l'articulation. Lorsqu'on enlève définitivement la pièce, les premières grosses molaires, ainsi que les prémolaires ne tardent pas à suivre l'exemple des deuxièmes grosses molaires et l'anomalie se trouve ainsi corrigée. Cette pièce est très simple dans sa construction et le malade peut l'enlever et la remettre à volonté pour la nettoyer; il n'y a donc pas inconvénient à la faire porter pendant plusieurs mois.

Redressement de l'atrésie. — Pour cette irrégularité, nous employons la pièce Coffin (fig. 34).

Mais, contrairement à ce qui est représenté dans cette figure, nous couvrons les prémolaires et premières grosses molaires de caoutchouc.

Nous avons décrit la manière de faire ces pièces, en parlant du « modus operandi » que nous suivons pour faire tous nos appareils.

Redressement de la diastolie. — Cette anomalie, très rare chez les races européennes, n'exige pas de traitement.

L'inclusion dans le maxillaire n'est pas rare surtout pour la troisième molaire. La figure 34 que nous empruntons à P. Dubois

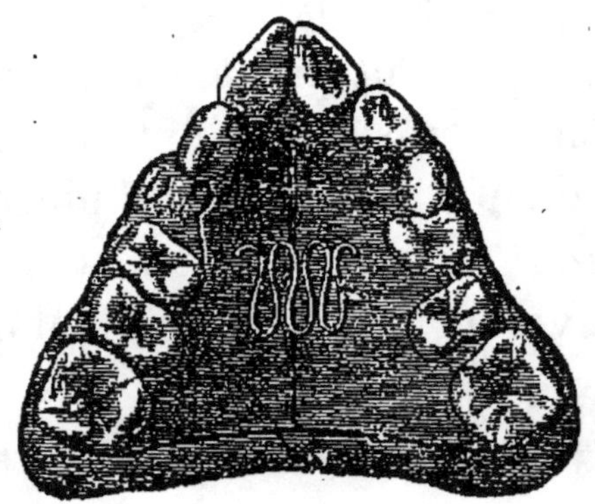

Fig. 34. — Appareil de Coffin.

représente un cas où la troisième molaire se montra sur la peau près de l'angle de la mâchoire.

Redressement de l'hétérotopie (fig. 35). — L'anomalie de siège n'est justiciable de l'intervention, que si elle donne lieu à des désordres consécutifs. Ils peuvent intéresser les maxillaires ou les organes enclavant la ou les dents frappées d'hétéropie et l'on doit alors pratiquer l'extraction (voir p. 150).

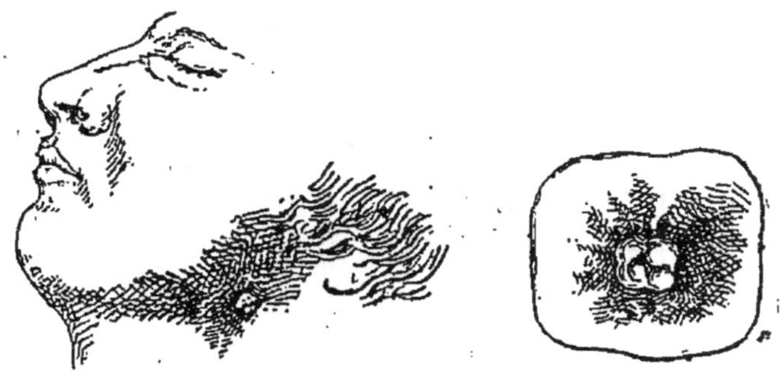

Fig. 35. — Anomalie de siège par génération hors de la cavité buccale. (*Cartwright*.)

Redressement de la rotation sur l'axe. — Jus-

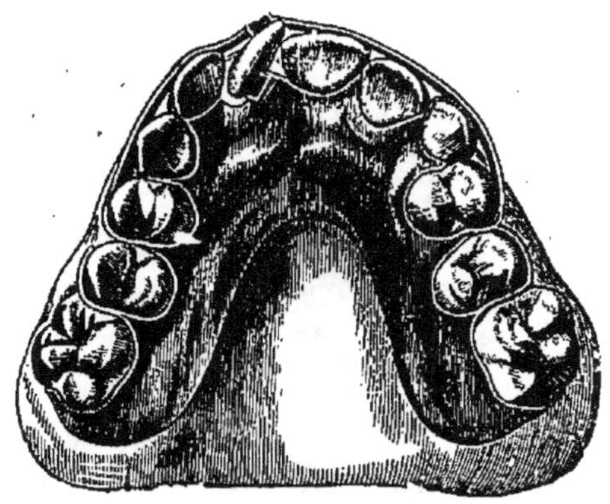

Fig. 36. — Appareil de Tomes pour le traitement de l'obliquité des incisives.

qu'à ce jour, on employait presque exclusivement la pièce de M. Tomes que voici (fig. 36).

10.

Nous préférons lui substituer l'appareil dont voici la description.

Pièce en caoutchouc recouvrant les prémolaires et premières grosses molaires. De cette pièce émergent deux fils d'acier assez épais, dont l'un contourne l'extérieur et l'autre l'intérieur de l'arcade dentaire agissant ainsi sur deux côtés de la dent déviée, en avant et en arrière, de la même façon que la pièce dans la figure précédente, mais d'une manière plus continue et plus régulière.

Il va sans dire que cette pièce ne doit être appliquée que lorsqu'il y a assez d'espace entre les dents contiguës pour faire la rotation.

Dans le cas contraire, il faudrait préalablement obtenir la place nécessaire au moyen d'une pièce Coffin, ou, s'il s'agissait d'une canine, par l'extraction de la première petite molaire.

Redressement de l'inclinaison latérale (latéroversion). — Au moyen d'une pièce en caoutchouc recouvrant les prémolaires et premières grosses molaires.

De cette pièce émergent, selon le cas, un ou plusieurs fils d'acier, assez épais, qui agissent sur la ou les dents à redresser par leur propre ressort.

(Voir la figure [fig. 27] représentant l'appareil employé dans un cas d'antéversion com-

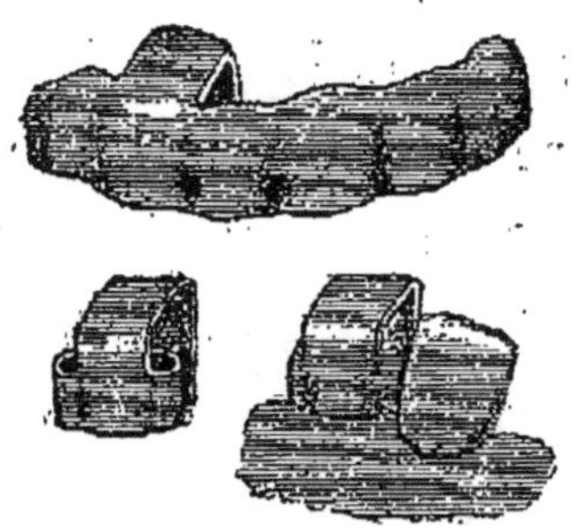

Fig. 37. — Différentes formes de plan incliné pour le cas où on a à ressortir une incisive supérieure et à rentrer une incisive inférieure. Un anneau est fait autour de l'incisive inférieure, il est recouvert d'une coiffe faisant plan incliné. (*Guilford.*)

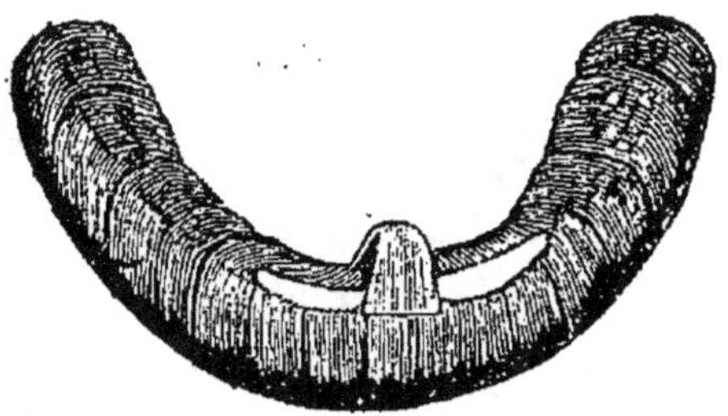

Fig. 38. — Plan incliné de Harris destiné à ramener en avant une incisive centrale qui était sortie à environ 6 millimètres en arrière.

pliqué de latéroversion des deux incisives latérales).

Redressement de la rétroversion. — Jusqu'à

ce jour, on agissait sur la dent à redresser soit au moyen du plan incliné (pour les dents supérieures), soit au moyen de bandes ou anneaux en caoutchouc tendues et tirées sur la dent à redresser et fixées à l'aide de fils ou de nœuds sur la bande extérieure.

La première de ces méthodes a l'inconvénient d'exposer la dent déviée aux lésions que peuvent amener les chocs répétés contre le plan incliné (fig. 37).

La seconde est également mauvaise, car les rondelles en caoutchouc ont une tendance à s'enfoncer entre la dent et la gencive au niveau du collet.

Avec l'appareil que nous employons, ces inconvénients ne sont pas à craindre. Voici d'ailleurs la description de cet appareil. Pièce en caoutchouc, recouvrant les prémolaires et premières grosses molaires. De cette pièce émergent un ou plusieurs fils d'acier, selon le cas, ces fils, qui contournent l'intérieur de l'arcade et viennent s'appuyer contre le ou les dents à redresser, agissent par leur propre ressort.

Les figures suivantes (fig. 39, 40 et 41) représentent un cas de rétroversion redressé par l'auteur.

La première de ces figures montre le cas immédiatement après l'extraction de la pre-

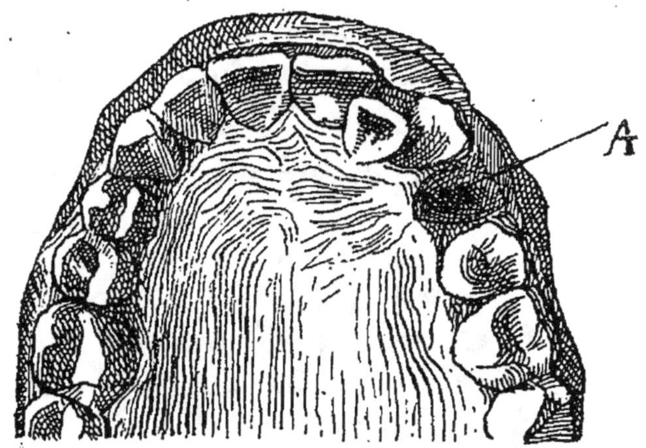

Fig. 39. — Cas de rétroversion redressé par l'auteur. — A, vide laissé par l'extraction de la première prémolaire.

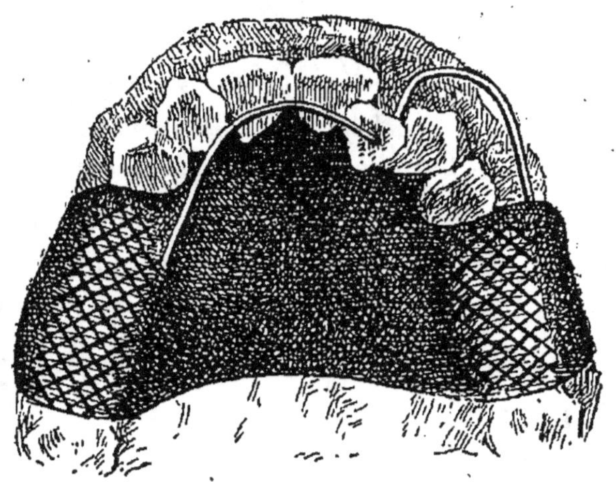

Fig. 40. — Le même cas avec l'appareil de redressement en place.

mière prémolaire gauche; la deuxième, la même mâchoire avec la pièce de redressement en place; enfin la troisième donne une bonne idée du résultat obtenu.

Notre méthode présente les avantages suivants sur tous les appareils employés jusqu'à ce jour :

1° Simplicité et facilité de l'appliquer; la

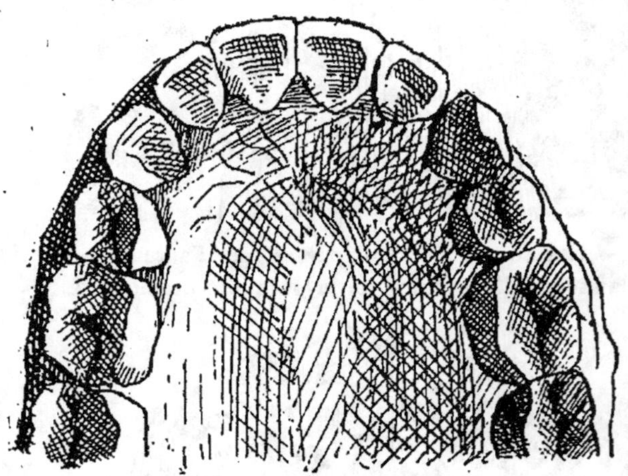

Fig. 41. — Le même cas après redressement.

même et unique forme de pièce est employé pour toutes les anomalies;

2° Bon marché des matériaux employés caoutchouc et fil d'acier seulement;

3° Solidité, puissance, et fixité des pièces;

4° Facilité avec laquelle on enlève ces appareils pour les nettoyer; le malade lui-même peut les enlever à volonté;

5° Pression continue et progressive; on ne

l'obtient pas au même degré avec aucun matériel que le fil d'acier;

6° Absence de tous les inconvénients auxquels on est exposé avec d'autres appareils de redressement (chocs répétés sur le plan incliné, irritation de la gencive et du périoste par les anneaux en caoutchouc, tendance à produire la carie par les pièces à demeure, etc., etc.).

Quant aux résultats obtenus, nous pouvons affirmer après une longue expérience, qu'ils sont vraiment surprenants et qu'il nous est arrivé maintes et maintes fois de mener à une bonne fin des cas que d'autres avaient essayé de redresser, sans pouvoir y arriver. Et nous pouvons ajouter sans exagération qu'à l'exception de quelques cas d'hétérotopie, nous n'avons jamais rencontré une anomalie que nous ne pouvions corriger.

CHAPITRE IX

MALADIES DES DENTS

LA CARIE DENTAIRE

Altération des parties dures de la dent, progressant de la périphérie au centre.

Étiologie. — *Causes prédisposantes générales* : L'hérédité, la débilité, les grossesses répétées. L'abus de l'alimentation animale. L'alimentation insuffisante en produits phosphatés et enfin l'adolescence.

Causes prédisposantes locales : L'insuffisance du développement de l'arcade des maxillaires. Solutions de continuité entre les prismes de l'émail et enfin malpropreté et cachexie buccale.

Cause déterminante : L'action des acides formés par les micro-organismes, qui enlèvent les sels de chaux pendant que les germes eux-mêmes trouvent un aliment et un terrain favorable à leur développement dans les substances organiques.

Classification. — La meilleure classification est celle de M. Magitot, que l'École dentaire de Paris a adoptée, en y ajoutant un degré

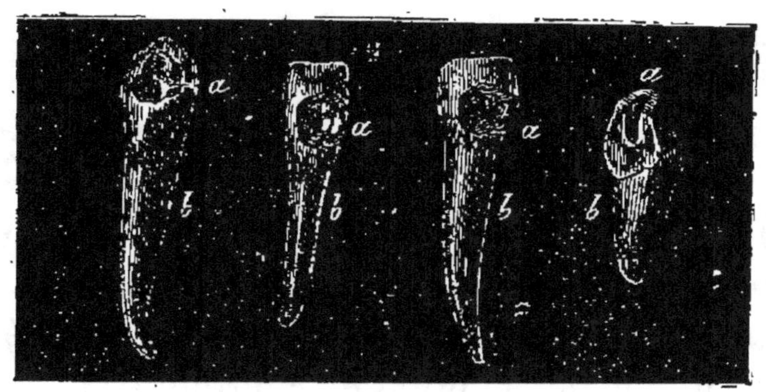

Fig. 41. — Quatre caries artificielles développées sur des couronnes de dents protégées de cire, à l'exception d'un seul point.

afin de distinguer les dents à pulpe malade, des dents à pulpe mortifiée. La voici :

1° Carie de premier degré. Altération de l'émail ;

2° Carie de deuxième degré. Altération dé· passant l'émail et atteignant l'ivoire, mais laissant la pulpe protégée.

3° Carie du troisième degré. Carie perforante atteignant la pulpe qui est à nu ou recouverte d'ivoire ramolli ; quoique cela, elle garde une vitalité amoindrie ;

4° Carie du quatrième degré. La pulpe est détruite et décomposée dans la chambre pulpaire ainsi que dans les canaux dentaires.

Cependant nous ne pouvons accepter cette classification comme entièrement satisfaisante, surtout en ce qui concerne la carie du quatrième degré, pour les raisons suivantes :

1° Parce que la mortification de la pulpe n'est pas nécessairement le résultat d'une carie.

Elle peut être spontanée, à la suite de traumatismes, pyorrhée alvéolaire, sénilité et s'observe souvent sur des dents ne présentant aucune solution de continuité ;

2° Parce que si, dans les caries du premier et deuxième degré, la carie constitue à elle seule l'entité morbide, la lésion qu'il faut combattre et guérir, il n'en est plus de même lorsqu'il s'agit de la mortification de la pulpe et des accidents qu'elle peut provoquer, car, dans ce dernier cas, il ne s'agit plus d'arrêter le progrès d'une carie, mais plutôt de traiter et si possible guérir un état pathologique de la dent toute entière provoqué par cette carie.

La carie elle-même n'est donc plus l'*entité morbide*, mais seulement *une cause ayant provoquée* cette entité morbide;

3° Parce que nous considérons la carie comme *une maladie dentaire, spécifique et curable, dont le traitement ne comporte que deux ordres de moyens, ou bien la résection, ou bien l'obturation.*

Si d'autres indications se présentent, ce n'est plus avec une carie que l'on a affaire, mais bien avec un état morbide *dont la carie n'est qu'une cause*; et nous pensons qu'il est aussi illogique d'appliquer le terme de « carie de quatrième degré » à la mortification de la pulpe, qu'il serait impropre d'appeler une exostose dentaire une « carie du cinquième degré ».

Prenons par exemple l'*altération de l'émail seulement.* Ici c'est bien une carie qui réclame notre intervention. Il suffit, en effet, de pratiquer la résection ou l'obturation pour arrêter le progrès de la lésion.

De même avec l'*altération dépassant l'émail et atteignant l'ivoire, mais laissant la pulpe protégée.* Ici encore c'est une carie qui constitue à elle seule toute la maladie. Il suffit d'arrêter sa marche, rendre la cavité aseptique

et l'obturer, pour voir disparaître les symptômes.

Nous en dirons autant de l'*altération qui,
ayant dépassé l'email et l'ivoire, met la pulpe
à nu*, à la condition toutefois qu'elle n'exige
pas d'autre traitement que celui que nous
venons de décrire pour les caries du premier
et deuxième degré, c'est-à-dire l'obturation
immédiate, après avoir pris les précautions
nécessaires pour éviter l'irritation de la pulpe,
(coiffage, etc.).

Mais lorsque la pulpe est atteinte, lorsque
celle-ci exige un traitement spécial (destruction, extirpation, etc., etc.). Ce n'est
plus une carie que nous avons à traiter et
soigner, mais bien une nécrobiose de la
pulpe.

A plus forte raison, lorsqu'il s'agit de la
mortification de la pulpe (dite carie du quatrième degré) il ne peut plus être question de
la carie, puisqu'elle n'est qu'une cause ayant
aboutie à ce résultat, mais bien d'une maladie spéciale, justifiable d'un traitement particulier.

C'est, en effet, *une nécrobiose de la dent
elle-même* que l'on constate et l'on ne pourra
songer à soigner la carie, avant d'avoir guéri

cet état morbide, caractérisé par la mortification de la pulpe.

C'est pourquoi nous nous croyons autorisés, bien que cela soit peut-être téméraire de notre part, à faire une nouvelle classification qui nous paraît plus rationnelle et que voici :

1° *Carie du premier degré* : Altération de l'émail seulement ;

2° *Carie du deuxième degré* : Altération de l'émail et de l'ivoire n'atteignant pas la pulpe ;

3° *Carie pénétrante* : Carie ayant atteint la pulpe ;

4° *Nécrobiose dentaire* : Mortification de la pulpe.

Sans doute ce mot « nécrobiose » soulèvera quelques critiques, mais néanmoins nous pensons qu'il décrit bien l'état pathologique connu jusqu'à ce jour sous le nom de « carie du quatrième degré ».

La dent, dans le cas qui nous occupe, est bien un organe vivant grâce à la survie de sa membrane péridentaire qui continue à vivre en dépit de la mortification des éléments anatomiques qui constituaient sa pulpe.

Siège. — Les points d'élection de la carie

sont les sillons de la face triturante des grosses molaires chez l'adolescent, et les faces latérales chez les personnes âgées.

Marche et terminaison. — La carie abandonnée à elle-même à une marche plus ou moins rapide, qui aboutit ordinairement à la perte de la dent malade; cependant, dans quelques cas exceptionnels, la guérison spontanée à lieu et la carie arrêtée passe à l'état de « carie sèche » et reste stationnaire. Deux facteurs peuvent contribuer à produire ce résultat :

a) La phagocytose ;

b) Le dépôt de dentine secondaire.

a) « L'irritation causée par les micro-organismes et leurs produits de sécrétion sur le tissu extrêmement vasculaire de la pulpe, a vraisemblablement pour résultat de provoquer une diapédèse en rapport avec le degré de cette irritation. Les globules blancs, sortis des vaisseaux, englobent et détruisent les parasites par le phénomène bien connu de la phagocytose et cette lutte peut durer fort longtemps à l'avantage de la pulpe, tant que le nombre des parasites, leur virulence, etc., ne dépassent pas ses facultés de résistance. C'est probablement la congestion pulpaire déterminée par les micro-organismes (congestion sans laquelle il n'y aurait pas de diapédèse) qui détermine ces douleurs sourdes, cette hyperésthésie fréquente dans les caries un peu profondes » (Th. Thomas).

b) L'irritation de la pulpe peut aussi occasionner la production de « dentine secondaire ».

Ceci est facile à comprendre si l'on songe que la fonction principale de la pulpe est de faire de l'ivoire ; car, pendant toute la vie, la couche des odontoblastes ou cellules de l'ivoire est sans cesse refoulée par le développement lent de la dentine qui restreint peu à peu la cavité pulpaire ; cette dernière finit même par disparaître presque entièrement chez les vieillards.

La tendance à la formation de dentine secondaire s'observe surtout chez les sujets jeunes.

Ces phénomènes nous donnent l'explication de la guérison spontanée de la carie.

« Il suffit, en effet, que l'organisme raffermi envoie au point malade une quantité plus abondante de sels de chaux, quantité égale ou supérieure à celle qui est nécessaire pour neutraliser les produits parasitaires acides, que le nombre et la virulence des microbes diminuent, que le milieu de culture devienne réfractaire au point d'entraver momentanément ou définitivement le développement des micro-organismes. Ces phénomènes ont pour résultat la production de cet état de la den-

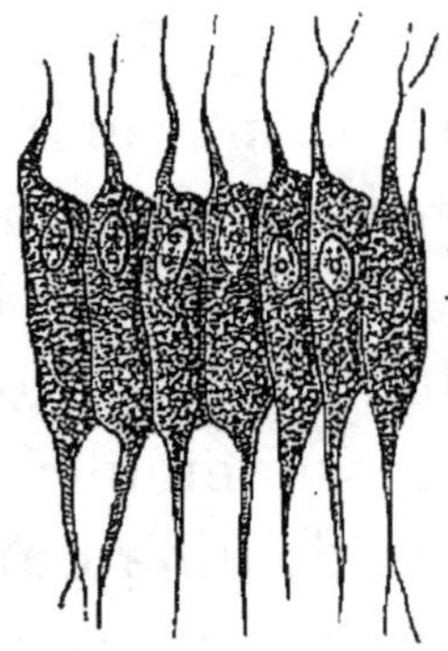

Fig. 42. — Cellules de l'ivoire de l'homme. Grossissement, 600 diamètres. (*Magilot* et *Legros*.)

tine désigné sous le nom de « carie sèche », état qui est caractérisé par une coloration plus ou moins foncée, un aspect lisse et poli et une dureté extrêmement remarquable. » (Th. Thomas).

Variété exceptionelle de la carie. — On voit quelquefois l'émail et la dentine sous-jacente se détruire, sans qu'il se produise aucune des manifestations de la carie ordinaire. A l'encontre de la carie ordinaire, les parois de ces cavités s'évasent comme celle d'une soucoupe, la perte de l'émail étant plus étendue que celle de l'ivoire.

« La cavité offre alors l'aspect singulier qui la fait comparer à un trait de scie transversal à parois lisses, polies, dures et résistentes. Ce sont ces cavités que Duval et divers autres auteurs désignaient sous le nom de « caries simulant l'usure » et dont le mode de production n'était pas expliqué. Elles ont en effet toutes les apparences de l'usure véritable, mais nos observations sur la succession des diverses périodes de la maladie nous ont démontré que ces sillons nets et polis ne sont autre chose que des caries du collet passées à l'état de guérison spontanée ou carie sèches (1). »

Tomes et la plupart des auteurs anglais et américains désignent cette lésion sous le nom « d'érosion dentaire » et l'attribuent à un état acide de la salive combiné au frottement des lèvres, etc.

Cette variété de carie siège surtout aux collets des dents.

1. MAGITOT, *Recherches sur la carie dentaire.*

Traitement. — Varie selon qu'elle est pénétrante ou non pénétrante.

Nous allons donc examiner successivement les caries de premier, deuxième, troisième et quatrième degrès et le traitement qui convient à chacune d'elles.

CARIE DU PREMIER DEGRÉ.

Décalcification et altération de l'émail seulement.

Étiologie. — V. *Carie dentaire*, p. 180.

Symptômes. — Les signes fonctionnels et subjectifs font défaut.

Signe physique. — Décoloration limitée, solution de continuité dans l'émail.

Traitement. — Si la carie siège sur la face triturante d'une molaire ou d'une petite molaire, l'obturation est ordinairement indiquée partout ailleurs, la résection est justiciable.

CARIE DU DEUXIÈME DEGRÉ.

L'ivoire est atteinte sans dénudation de la pulpe.

Étiologie. — V. *Carie dentaire.*

Marche et Terminaison. — La carie du deuxième degré peut se terminer de deux façons.

Ou la carie progresse vers la pulpe et finit par produire une carie du troisième degré (*carie pénétrante*).

Ou elle est arrêtée dans son évolution par la formation de « dentine secondaire » qui s'oppose à son extension et produit ce qu'on appelle la *carie sèche*.

« Parallèlement à l'action des acides des parasitaires, il peut se faire aux endroits attaqués en raison même de l'irritation causée par les sécrétions microbiennes, un apport proportionnel de sel de chaux exactement capable de neutraliser la quantité d'acide sécrétée Il existerait là un état d'équilibre pouvant se prolonger indéfiniment tant qu'il ne survient pas de modification d'un côté ni de l'autre.

« Mais que, d'une part, la virulence des microbes augmente ou leur nombre (la virulence, nous le savons, est une fonction essentiellement variable chez les bactéries) ; que, d'autre part, la résistance de la dentine diminue soit par insuffisance de l'apport nutritif (fatigues corporelles ou intellectuelles, grossesse), soit par une modification dans sa composition qui rende le milieu plus favorable aux parasites, l'équilibre est rompu, le microbe l'emporte et fait brèche dans la dent (1).

Anatomie pathologique. — Le tissu est, dans une certaine limite, dissocié en ses éléments histologiques.

Sous le microscope, la préparation parait comme constituée par *une multitude de tuyaux de pipe,* unis entre eux par une substance intermédiaire ; à une période plus avancée, on trouve les parois des tubes isolées dans une petite étendue. Enfin le tissu tout entier se désagrège en particules fines et granuleuses que la salive entraîne petit à petit (2).

Symptômes et diagnostic. — Douleur au contact de la chaleur et du froid, ainsi qu'au contact des matières acides (salades, etc.) et sucrées (chocolat, etc.). Pas de douleur spon-

---

1. TH. THOMAS, *De l'antisepsie appliquée au traitement des affections parasitaires de la bouche et des dents. Thèse,* 1891.
2. TOMES, *Traité d'anatomie dentaire,* traduction Darin. Paris, 1880.

tanée, pas d'insomnie, coloration normale de la dent et de la gencive.

Traitement. — L'obturation de la dent malade, après avoir rendu la cavité aseptique (la résection n'est justifiable que dans quelques cas exceptionnels).

CARIE PÉNÉTRANTE
(dite carie du troisième degré).

La pulpe est vivante mais dénudée ou recouverte seulement de dentine ramollie.

Classification. — La carie pénétrante a pour résultat « l'inflammation de la pulpe » qui se divise en *pulpites aiguës*, subaiguës, aiguës, *pulpites chroniques*, atrophiques, hypertrophiques.

Étiologie. — La pulpite résulte le plus souvent de l'ouverture de la cavité de la pulpe due soit à une carie pénétrante, soit à une violence mécanique.

Cependant, l'état morbide de la pulpe peut exister sans qu'il y ait dénudation.

Dans ce dernier cas, les causes sont *locales* ou *constitutionnelles*.

Causes locales : Les traumatismes, l'abrasion mécanique et l'irritation à distance (hyperésthésie thermique se propageant à travers les obturations métalliques, action des caustiques, etc.

Causes générales : La vieillesse et l'arthrite dentaire.

Symptômes. — Les symptômes varient selon que la pulpité est « aiguë » ou « chronique » et qu'elle doive son origine à une dénudation de la pulpe ou à tout autre cause.

PULPITE AIGUE, DUE A LA DÉNUDATION DE LA PULPE.

Avant de passer à l'état aigu, cette forme de pulpite est ordinairement *subaiguë* et ne présente pas alors de caractères bien nets.

Le contact de l'eau froide ou *très* chaude, les aliments acides et sucrés, la succion et enfin la pression produite par un pansement produisent des douleurs assez vives, mais qui se dissipent sitôt la cause éloignée.

A l'état aigu, le principal symptôme c'est *la douleur spontanée*. Le malade se réveille la nuit (vers les 4 heures du matin) avec une rage de dents.

Pendant la journée, cette douleur disparaît et il faut une excitation quelconque pour la faire revenir (contacte d'eau froide ou d'aliments, pression et succion).

Pᴜʟᴘɪᴛᴇ ᴀɪɢᴜᴇ, *sans* ᴅᴇɴᴜᴅᴀᴛɪᴏɴ ᴅᴇ ʟᴀ ᴘᴜʟᴘᴇ.

Les symptômes sont ceux de la périostite, c'est-à-dire douleur à la percussion et allongement de la dent, mais avec ceci de particulier que *les boissons chaudes provoquent une douleur intolérable, tandis que l'eau froide*, même glacée, procure un soulagement momentané bien marqué.

Pᴜʟᴘɪᴛᴇ ᴄʜʀᴏɴɪǫᴜᴇ ᴀᴛʀᴏᴘʜɪǫᴜᴇ (dégénérescence calcique).

Symptômes. — Insensibilité de la dentine, douleurs fugaces, périostite légère passagère, quelquefois, mais rarement, névralgies sympathiques de la face et de la tête.

Pᴜʟᴘɪᴛᴇs ᴄʜʀᴏɴɪǫᴜᴇs ʜʏᴘᴇʀᴛʀᴏᴘʜɪǫᴜᴇs (*a*, état variquex de la pulpe; *b*, polype de la pulpe dentaire, etc).

Dans ces conditions de la pulpe, la douleur

n'est pas un symptôme nécessaire. La dentine n'est pas sensible.

Les signes physiques sont : La décoloration de la dent, qui a l'apparence d'une dent atteinte de la carie du quatrième degré.

L'apparence de la pulpe elle-même qui se montre d'un rouge foncé et dans certains cas (polypes de la pulpe dentaire) fait saillie hors de la chambre pulpaire.

Diagnostie. — *Pulpite subaiguë* : Ne pas confondre avec une carie de deuxième degré profonde, l'exploration avec la soude enlèvera le doute.

Pulpite aiguë : Les signes de la pulpite aiguë sont si nets que l'erreur n'est pas admissible.

Pulpite chronique : Ne pas confondre avec carie du quatrième degré ou « nécrobiose dentaire ». L'exploration à l'aide de la sonde permettra de vérifier le diagnostic.

Traitement. — Le traitement des états morbides de la pulpe ne comporte que la conservation de cette organe, ou bien sa dévitalisation.

Le traitement conservateur consiste à faire le coiffage de la pulpe. Pour nous, ce traitement n'est justiciable que lorsqu'il y a dénudation de la pulpe sans inflammation, c'est-à-dire à la suite d'un traumatisme opératoire accidentel.

D'après Witzel, les conditions nécessaires pour assurer le succès de cette méthode peuvent se résumer ainsi :

1° La pulpe dénudée ne doit pas être en contact avec des tissus altérés;

2° La substance protectrice ne doit avoir aucune action irritante ou caustique;

3° Cette substance doit être antiseptique et ne pas comprimer la partie dénudée de la pulpe ;

4° Le déplacement du coiffage est une cause certaine d'échec (Witzel).

Le coiffage décidé, on commencera par laver la cavité avec de l'eau tiède, puis avec une solution antiseptique faible. P. Dubois (1) recommande le liquide suivant :

Acide thymique.	0 gr. 5
Alcool	20 grammes
Eau	40 —

Puis on placera sur la pulpe dénudée la pâte suivante :

(1) P. Dubois, *Aide mémoire du chirurgien dentiste.* 1re partie.

Pour la poudre :

    R. Iodoforme . . . .   0 gr. 05
        Oxide de zinc. . . . . .   5 grammes

Pour le liquide :

       Essence de girofles . . . .   1 gramme
       Vaseline liquide. . . . . .   5 —

Le mélange doit être fait extemporanément. (Witzel.)

Pour éviter la pression de l'obturation, on placera sur cette pâte une petite coiffe concave en aluminium, placée exactement sur le point dénudé ; ou bien un morceau de plume d'oie taillé à la forme voulue.

Le traitement destructeur comporte deux indications : 1° la dévitalisation de la pulpe ; 2° son extirpation.

Dévitalisation de la pulpe. — Un seul agent est efficace « l'arsenic ». Toutefois, pour rendre son application moins douloureuse, on lui associe certaines substances analgésiques, telles que la morphine, la cocaïne, l'atropine.

La meilleure préparation est celle de M. Paul Dubois, seulement elle doit être maniée avec prudence. Voici cette formule :

       Acide arsénique . . . .   5 décigrammes
       Eserine. . . . .   2 —
       Cocaïne. . . . .   2 —

Chloroforme quelques gouttes, en quantité suffisante pour faire une pâte semi-solide.   (Dubois).

Nous pouvons aussi recommander le « nerve fibre » fabriqué par la maison S.-S. White, bien que nous ne connaissions pas sa composition. Magitot préconise l'application d'arsénic en poudre.

Extirpation de la pulpe. — Dans la plupart des cas et surtout lorsqu'il s'agit des dents antérieures, l'extirpation ne présente aucune difficulté ; il n'en est plus de même lorsqu'on a affaire avec les grosses molaires chez les nerveux. Dans ces derniers cas, on trouve une grande sensibilité même après des applications réiterées du composé arsenical et on est obligé d'avoir recours aux cautérisations par l'un des composés suivants :

1) R. Acide sulfurique. . . . . 1 grammè
   Cocaïne . . . . 5 centigram.
   (P. Dubois.)

2) Potasse caustique. . . . . 1 gramme
   Acide phénique . . . . . 1 —

L'inconvénient de ces préparations, c'est qu'il est indispensable de placer la digue pour les appliquer et qu'elles provoquent une certaine douleur, surtout marquée avec la potasse caustique.

Nous leur préférons l'application d'une so-

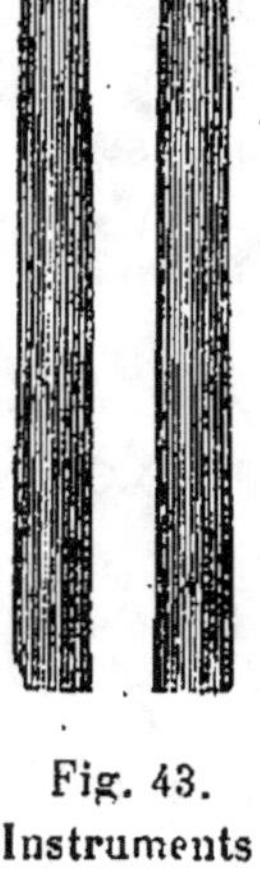

Fig. 43.
Instruments
de
Donaldson.

lution saturée d'acide tannique dans la glycérine, ce qui produit une espèce de momification, ou tannerie de la pulpe, qui devient ainsi indolore, ou tout simplement l'application de l'acide phénique pur pendant quelques jours.

Que l'on emploie l'un ou l'autre de ces procédés, une fois l'insensibilité obtenue, il faut enlever entièrement la pulpe.

Pour arriver à ce résultat, il faut tout d'abord élargir l'ouverture de la chambre pulpaire, afin d'en rendre l'accès facile, puis on enlèvera la pulpe, soit avec des fraises de « Gates », des tire-nerfs, des équarisseurs d'horlogers ou enfin avec des sondes de « Donaldson ».

Nous donnons la préférence à ces derniers, car leur souplesse permet de suivre les sinuosités des canaux tortueux (pour l'obturation des canaux, V. *La nécrobiose dentaire*.

NÉCROBIOSE DENTAIRE

(carie du quatrième degré, des autres auteurs).

Mortification artificielle ou spontanée de la pulpe.

Description. — La dent a une coloration grisâtre ardoisée; elle a perdue sa transparence et elle est devenue opaline.

La pulpe, si elle existe encore, est mortifiée, insensible et putrilagineuse.

Étiologie. — Les causes de la « nécrobiose dentaire » sont : la carie, la pyorrhée alvoélaire, la sénilité, les traumatismes (coups, etc.) et l'abrasion mécanique.

Symptômes. — Dans la nécrobiose dentaire sans complications, les symptômes fonctionnels font défaut. En ouvrant la cavité pulpaire, on constate une odeur qui varie avec le degré d'infection (c'est ainsi que lorsqu'on a dévitalisé avec l'acide arsénieux, l'odeur est nulle).

Pas de douleurs aux changements thermiques.

Pas de douleur lorsqu'on fait une exploration dans les canaux au moyen de la soude.

Marche. — La « nécrobiose dentaire », lorsqu'elle est due à une carie dite du quatrième degré, se termine par la désintégration de la dent avec ou sans complications du côté du périoste.

Lorsqu'elle est spontanée, ces complications peuvent ne survenir que plusieurs années après la mortification de la pulpe.

Traitement. — Le traitement de la nécrobiose dentaire sans complication est simple.

Il suffit d'enlever les débris de la pulpe décomposée, stériliser les canaux radiculaires, puis pratiquer l'obturation de ces canaux et de la cavité.

1° *Enlever les débris de la pulpe décomposée.* — La première indication est de rendre les canaux accessibles. On sectionnera donc une partie de la dent au moyen de couteaux à émail ou de meules, pour arriver à ce résultat, puis on nettoyera les canaux en se servant de drills, de trocarts, de « nerve bristles », etc. (V. *Carie pénétrante*), en irriguant souvent sa cavité avec une solution an-

tiseptique pour entrainer les débris en dehors.

Solution d'acide phénique à 2 p. 100.
Solution de sublimé à 1 p. 2000.

2o *Stériliser les canaux radiculaires.* —
Après avoir placée la digue, on séchera autant que possible la cavité et les canaux au
moyen d'un injecteur à air chaud, puis on
introduira à plusieurs reprises des mèches im-
bibées de solutions antiseptiques (sublimé
pour les dents postérieurs, acide phénique,
alcool absolu ou essence de girofle, pour les
dents antérieures) jusqu'à ce que qu'elles re-
viennent sans souillure.

3° *Obturation des canaux et de la cavité.*
— On peut, neuf fois sur dix, obturer séance
tenante ; cependant, si l'on craint des complications, il vaut mieux obturer provisoirement
les canaux et la cavité pendant quelques
jours.

On introduira donc dans les racines une
mèche imbibée d'essence de girofle et on la
recouvrira d'une obturation de gutta-percha.

Si, après deux ou trois jours, il ne survient
aucune complication du côté du périoste, on
enlèvera ce pansement et on procédera à l'obturation définitive.

Plusieurs procédés ont été suggérés pour remplir les canaux des dents atteintes de nécrobiose.

L'aurification, la gutta-percha, les ciments et les mèches de coton chargés de médicaments, etc., etc. Tout a été esssayé sans que les résultats aient été réellement satisfaisants.

Pour nous, la meilleure substance pour l'obturation des canaux est le salol.

L'emploie de cette substance présente les avantages suivants :

1° Facilité de la faire pénétrer jusqu'à l'extrémité des racines ;

2° Le bouchage hermétique de la cavité par une substance essentiellement antiseptique ;

3° Enfin le refoulement des produits de décomposition au delà de l'apex, s'il en existe dans la cavité radiculaire, n'est pas à craindre.

L'obstacle à la généralisation de son usage et je dirai même son seul inconvénient, réside dans la difficulté, surtout pour les dents supérieures, de la placer en quantité suffisante dans la cavité pulpaire.

Afin d'obvier à cet inconvénient, j'ai eu

l'idée de me servir du porte-amalgame à cylindre ordinaire. Voici comment nous procédons.

Après avoir placé la digue et séché la cavité ainsi que les canaux radiculaires, nous plaçons une quantité suffisante de salol, en poudre sur une plaque en verre, puis avec le porte-amalgame dont nous nous servons absolument comme si en effet il s'agissait d'amalgane au lieu de salol, nous portons cette substance dans la cavité pulpaire jusqu'à ce qu'elle soit remplie. Puis nous enfonçons une sonde rougie au feu dans chacun des canaux en traversant le salol. Or, voici ce qui arrive.

Au contacte de la sonde chauffée, le salol se fond et suit la sonde dans le canal non-seulement jusqu'au point ou pénètre celui-ci, mais jusqu'à l'extrémité de la racine, par le phénomène bien connu de capillarité.

On attend ensuite quelques instants que le refroidissement du salol s'opère, avant d'obturer la dent.

Dans quelques cas anciens de la nécrobiose dentaire, la fermeture hermétique de la racine est impossible. Dans ces cas exceptionnels on aura recours au traitement palliatif préconisé par Magitot et qui consiste à pratiquer une perforation allant de la gencive à la cavité pulpaire, ou encore à laisser dans l'épaisseur de l'obturation un drain fait à l'aide d'une sonde laissée en place pendaut le foulage de la matière obturatrice.

Lésions consécutives. — La périostite, la fluction, l'abscès, la fistule, la nécrose partielle et enfin l'exostose.

LA PÉRIOSTITE.

Classification. — La plus simple et celle que nous adopterons est celle du Dr L. Frey : 1° périostite *subaiguë*; 2° périostite *aiguë* ; 3° périostite *phlegmoneuse*; 4° périostite *chronique*.

PÉRIOSTITE SUBAIGUE :

Causes. — L'articulation anormale, la rétention des débris pulpaires à l'intérieur des canaux et enfin les traumatismes opératoires.

Anatomie pathologique. — Le périoste est injecté et légèrement épaissi vers le sommet. « A ce stade, il n'y a pas encore transudation des leucocyles à travers les parois des vaisseaux » (Dubois).

Symptômes. — Légère douleur à la mastication et l'occlusion des mâchoires.

Traitement. — Éloigner la cause et toucher la gencive tout autour de la dent malade, avec parties égales de teinture d'iode et de teinture d'aconit.

Périostite aiguë :

Description. — La périostite aiguë n'est qu'une exagération de la périostite subaiguë.

Anatomie et pathologie. — L'épaississement due à l'injection extrême des vaisseaux et à l'exsudat de sérosité est considérable.

« Le périoste montre une multiplication des capilaires, l'hypergénèse des fibres du tissu conjonctif et l'interposition entre celles-ci de matière amorphe, et de sérosité. »

Du côté de la gencive, il y a une injection manifeste qui se voit sur toute la hauteur de la racine malade.

Symptômes. — Douleurs d'abord sourdes et localisées, mais qui augmentent rapidement et ne tardent pas à se propager aux régions voisines. Douleur à la percussion et au contacte de la mâchoire antagoniste.

Dans quelques cas rares, on observe de la fièvre générale et de l'adénité sous-maxillaire.

Terminaison. — La terminaison ordinaire de la périostite aiguë est l'abscès alvéolaire ; cependant, la pyohémie peut survenir comme complication et causer des accidents graves, voire même la mort.

Traitement. — Le traitement local consiste à faire des scarifications profondes à la gencive, des applications de parties égales de teintures d'aconit et d'iode et enfin l'emploi des « capsicum plasters », après avoir fait une perforation de la dent allant jusqu'à la cavité pulpaire. Le traitement général consiste à prescrire un purgatif, un bain de pieds ou une potion d'antipyrine, d'hydrate de chloral ou de sulfonal (antipyrine, *1 gramme en deux cachets au moment de se coucher*).

R. Sirop de chloral . . . . . ⎫
    Sirop de morphine . . . . ⎬ 30 grammes
    Eau distillée de tilleuls. . . ⎭
    Eau de fleurs d'orangers . .   10 —
M. Une cuillerée à bouche toutes les trois heures.

(Dieulafoy.)

ou enfin :

Sulfonal } 1 à 3 grammes chez l'adulte.
{ 10 à 30 centigrammes chez l'enfant.

PÉRIOSTITE PHLEGMONEUSE :

Anatomie pathologique. — Lepérioste est en pleine suppuration et son |alvéole rempli de pus. Le cément est atteint d'ostéite raréfiante ou condensante. La gencive est rouge et congestionnée et enfin la dent elle-même est chancelante et mobile.

Traitement. — Ouverture de la chambre pulpaire. Pointes de feu ou incisions profondes allant jusqu'à l'os et enfin l'application de parties égales de teintures d'aconit et d'iode (fig. 44 et 45).

Le plus souvent cependant, l'extraction de la dent malade est la seule indication.

PÉRIOSTITE CHRONIQUE :

Anatomie pathologique. — Contrairement à ce qui a lieu dans la pyorrhée alvéolaire, la lésion n'est jamais généralisée. Elle n'affecte qu'un point limité du périoste qui est presque toujours le sommet de la racine. Dans le cas

12.

où elle est due à un faux canal, elle siège à l'endroit irrité).

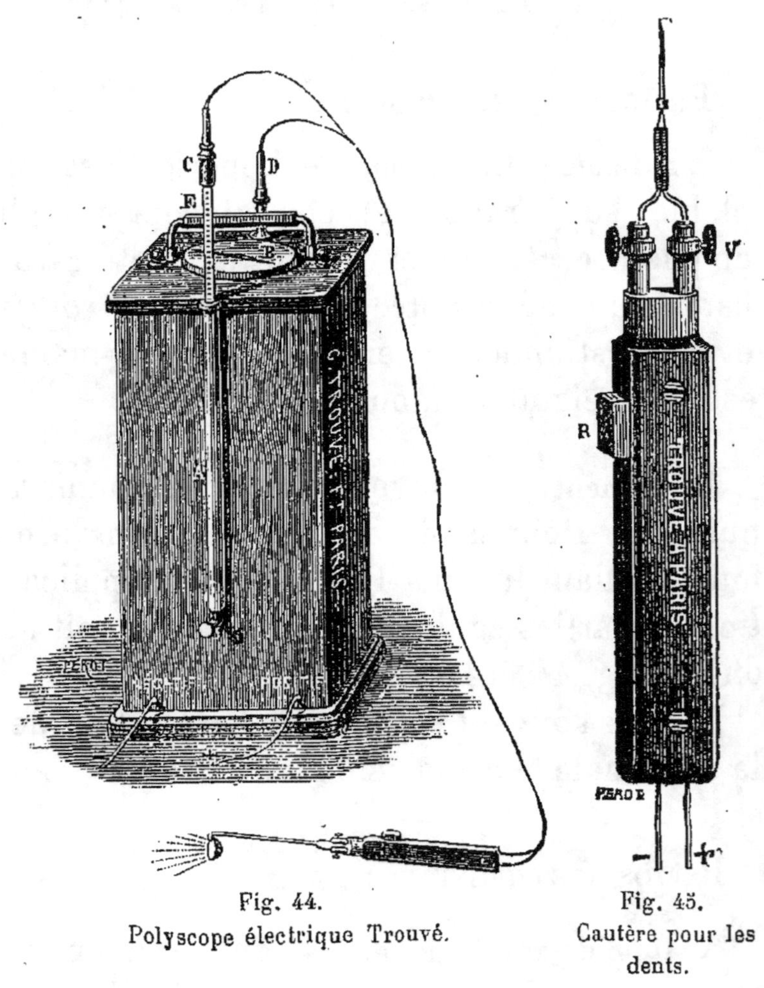

Fig. 44.
Polyscope électrique Trouvé.

Fig. 45.
Cautère pour les dents.

L'apex et l'orifice de la racine sont à nu et baignent dans le pus.

Tout autour du sommet, le périoste est

épaissi et partiellement envahi de corpuscules graisseuses.

« Quand le processus atrophique domine, le cément subit une nécrose entraînant une résorption de l'ivoire ; alors la racine apparaît comme taillée en bec de flûte ; cette résorption s'opère non seulement à la périphérie de la racine, mais encore vers le canal dentaire qui s'élargit et montre à plusieurs endroits des anfractuosités. Si l'irritation est faible et persistante, au lieu de phénomènes régressifs, l'hypertrophie se produit et la périostite chronique détermine une hypergénèse cémentaire (Dubois).

La périostite chronique résulte le plus souvent d'une poussée de périostite subaiguë ou aiguë ; cependant, elle peut avoir pour origine le bord déchiqueté d'une obturation mal faite, ou l'existence d'un faux canal, etc. (à signaler aussi l'absorption du mercure, phosphore, etc.).

Diagnostic. — Il ne faut pas confondre la periostite chronique avec la pyorrhée alvéolaire. Dans le premier cas, la lésion n'est jamais généralisée et reste localisée au sommet de la racine. Dans le second cas, la maladie a une tendance à s'étendre aux dents voisines et les lésions progressent du collet vers la racine.

Symptômes. — La dent est ébranlée et produit des douleurs intermittentes variant de durée et d'intensité, selon les cas. Il se fait un suintement de pus soit par la racine, soit par une fistule gingivale.

Traitement. — Exclusivement local; consiste à faire l'antisepsie de la dent par les canaux (**V.** *Nécrobiose dentaire*).

Lorsque ce traitement ne réussit pas, on pourrait avoir recours au moyen palliatif conseillé par M. Magitot et qui consiste à pratiquer une perforation allant de la gencive à la cavité pulpaire après l'obturation de la dent.

Ou l'on pourrait pratiquer une perforation de la gencive et de l'alvéole au niveau de la pointe de la racine et faire des injections antiseptiques par cette ouverture. Enfin, pour être complet, nous citerons la résection du sommet (opération de Martin, de Lyon) et la greffe ou réimplantation (cette dernière méthode consiste à extraire la dent, réséquer les parties malades, obturer les canaux et la remettre dans son alvéole, après avoir pris les précautions antiseptiques nécessaires).

LA FLUXION.

Infiltration du tissu cellulaire des régions avoisinant la dent malade, dont l'intensité varie depuis la simple œdème, jusqu'au phlegmon diffus.

Classification. — La fluxion peut être *gingivale* ou *faciale*.

Considérations anatomiques. — Le vestibule de la bouche présente à étudier deux gouttières, l'une *supérieure*, l'autre *inférieure*, limitées en dehors par la face interne des joues en dedans par les arcades alvéolo-dentaires. Ces gouttières ont leur plus grande profondeur au niveau des canines. A partir de ce niveau, la profondeur diminue insensiblement jusqu'à la dent de sagesse.

Ceci nous explique pourquoi la fluxion est tantôt faciale, tantôt gingivale.

En effet, si le sommet de la racine correspond à la cavité de ce vestibule (incisives, canines, etc.), les phénomènes inflammatoires se localiseront probablement au vestibule.

Si, au contraire, le sommet de la racine répond à un niveau plus profond (deuxième et troisième molaires), la fluxion se propagera vers le tégument externe.

Anatomie pathologique. — Dans le tissu cellulaire infecté par la dent malade, infection ayant toujours pour centre d'action le point de passage au travers de l'alvéole, il y a d'abord infiltration de *sérosité albumineuse* (ici, aucune altération de la substance ; *caractère particulier* : se produit avec une extrême rapidité, en quelques heures par exemple et se dissipe parfois de même) ; puis transformation possible en une *masse tremblotante gélatiniforme*, qui elle-même peut se transformer en pus. Donc la fluxion peut être simplement œdémateuse ou peut devenir phlegmoneuse (Frey).

Si le phlegmon reste circonscrit, c'est un abscès alvéolaire. « Mais quelquefois la fluxion prend les caractères du phlemon diffus ; la collection purulente franchit les plans musculaires et aponévrotiques et c'est ainsi qu'on constate des fusées purulentes épouvantables jusqu'à la fosse temporale, la partie supérieure du cou, le voisinage de la clavicule, la fourchette du sternum (Frey). »

Traitement. — La fluxion étant une conséquence presque nécessaire d'une affection dentaire, il faudra tout d'abord chercher à assainir la dent; on fera ensuite des scarifications profondes à la gencive et on prescrira une médication antiphlogistique et calmante. L'emploie des cataplasmes doit être évité autant que possible.

Si la fluxion prenait les caractères d'un phlegmon diffus, il faudrait d'abord extraire la dent malade, puis faire de grandes incisions suivies de lavages antiseptiques. En même temps, on soutiendrait l'état général par une alimentation fortifiante et on donnerait à l'intérieur du quinquina et de l'alcoolature d'aconit.

L'ABCÈS ALVÉOLAIRE.

Définition. — L'abcès alvéolaire correspond à une période plus avancée de la périodontite; c'est une collection purulente circonscrite qui a pour point de départ le sommet de la racine affectée (fig. 40).

L'obturation intempestive, les pansements inopportuns ou mal faits, l'inoculation d'agents infectieux et enfin la périostite aiguë et l'éruption difficile de la dent de sagesse.

Variétés. — 1° L'abcès de la gencive (parulie ordinaire);

2° L'abcès sus-périostique (très rare);

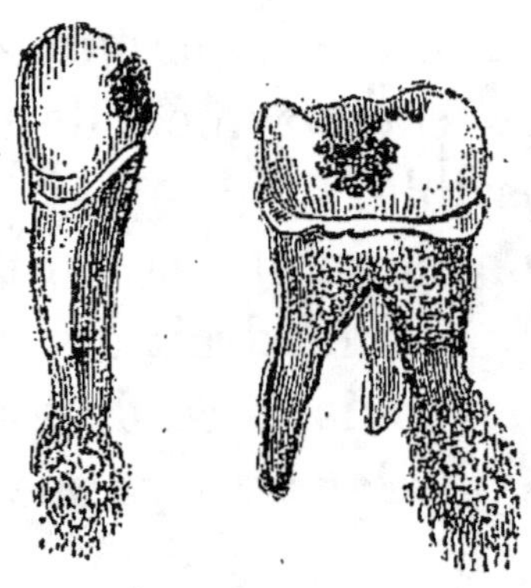

Fig. 46. — Canine et molaire auxquelles est attaché le sac.

3° L'abcès vestibulaire (abcès en bouton de chemise; cet abcès est sous-périostique);

4° L'abcès palatin (le pus décolle le périoste de la voûte palatine);

5° L'abcès vestibulo-cutané;

9° L'abcès cutané (accompagné quelquefois de phlébite des veines de la face).

Diagnostie. — Ordinairement facile, cependant il ne faut pas confondre l'abcès alvéolaire avec la « nécrose ».

Dans le premier cas, il n'y a ordinairement qu'une seule fistule et les symptômes disparaissent après l'extraction de la dent.

Dans la nécrose, au contraire, les fistules sont multiples et l'on pourra sentir l'os mortifié au moyen d'une exploration à la sonde.

Traitement. — Ouverture de la chambre pulpaire. Incisions profondes allant jusqu'à l'os, fomentation au pavot et traitement antiphlogiste général. Pour nous, le seul traitement radical consiste à faire, dès le début, une perforation à travers la gencive et l'avéole allant jusqu'au sac de l'abcès, suivi d'injections antiseptiques.

FISTULES.

« Les fistules succèdent ordinairement à l'ouverture d'un abcès, ou peuvent encore se former insidieusement sans symptômes manifestes » (Frey).

Anatomie pathologique. — *A la muqueuse* l'ouverture se présente tantôt sous forme de petite saillie dure et granuleuse, tantôt sous forme de papille allongée et flexible. *A la peau* il y a une dépression laissant sourdre un liquide purulent et séreux.

La paroi alvéolaire est amincie et perforée tantôt d'un seul orifice, tantôt d'une infinité de petits trous. Lorsque la fistule s'ouvre à la peau elle est accompagnée sur tout son parcours d'une induration des tissus environnants qui forme un cordon dur.

Par sa tendance à se rétracter, ce cordon attire la peau vers l'os et donne à l'orifice un aspect infundibuliforme.

Traitement. — Lorsque la fistule gingivale existe sans douleur, on peut laisser la chose en état si la dent est plombée (Cruet).

La fistule gingivale, en effet, est bien souvent une soupape de sûreté, cependant il est préférable, lorsque cela est possible, d'essayer de la guérir en faisant l'antisepsie de la dent par les canaux (V. *Nécrobiose*).

Lorsque l'ouverture est cutanée, l'extraction de la dent est indiquée.

NÉCROSE PARTIELLE.

Il n'y a pas de fistule sans nécrose, cependant celle-ci est ordinairement si limitée qu'elle ne donne lieu à aucun symptôme.

Les nécroses étendues ont été étudiées au chapitre des « Maladies des mâchoires »; nous n'avons donc pas à y revenir.

EXOSTOSE.

Définition. — Production exagérée du cé-

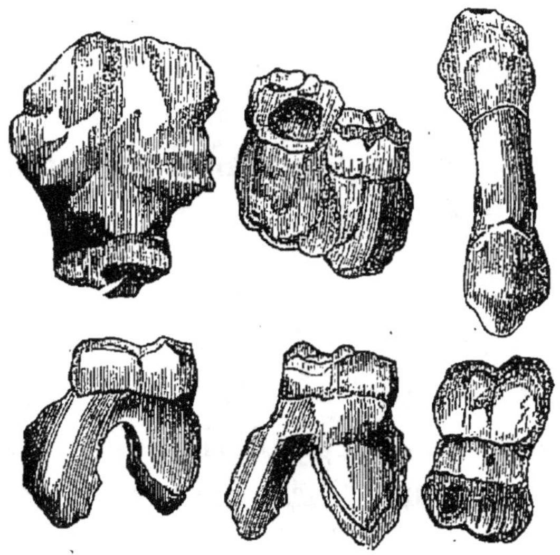

Fig. 47. — Exostose des dents.

ment due à une irritation continue et légère du périoste alvéolo-dentaire ou à une cause congénitale.

Symptômes. — A la période de début, les

symptômes font défaut ; plus tard, il peut survenir des douleurs sympathiques dans la tête, la face ou le cou. Enfin la dent deviendra sensible à la pression et le malade éprouvera un malaise continu à ce niveau.

Traitement. — L'extraction de la dent malade.

PYORRHÉE ALVÉOLAIRE.

Synonymie. — Périodontite expulsive ; arthrite alvéolaire symptomatique ; gingivite arthro-dentaire symptômatique ; maladie de Riggs (*Rigg's Disease*).

Définition. — C'est une maladie locale, infectieuse et parasitaire dont les lésions progressent du collet vers la racine (fig. 48) et dans laquelle « des individus éprouvent prématurément un ébranlement progressif et continu d'une ou plusieurs dents accompagné de suppuration plus ou moins abondante de l'alvéole, de phénomènes inflammatoires de la gencive, sans que les dents elles-mêmes présentent aucune altération *apparente* et qui, abandonnée à elle-même, aboutit fatalement à la chute de ces organes » (Magitot).

Elle s'observe surtout après l'âge de quarante ans.

Étiologie. — *Causes prédisposantes générales* : L'arthritisme, l'albuminurie, la glycosurie et les trophonévroses.

Causes prédisposantes locales : Le tartre, les gingivites et enfin les anomalies de position et d'articulation des dents.

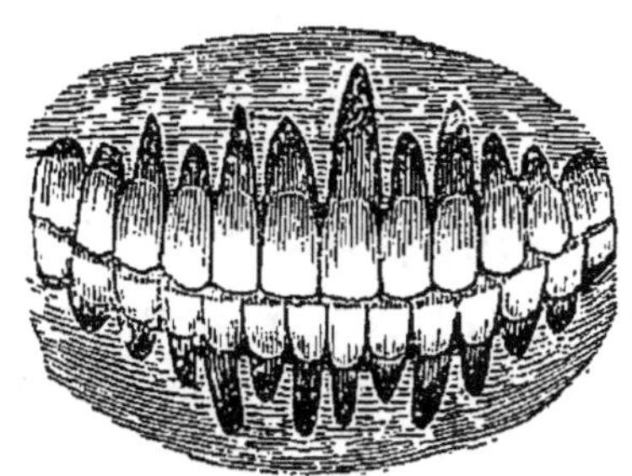

Fig. 48. — Destruction progressive des procès alvéolaires (Harris).

Cause déterminante ; l'infection microbienne : Pour les uns, cette maladie est d'origine purement locale.

Pour les autres, elle est due à un état morbide général ou héréditaire.

C'est ainsi que le Dr W.-J. Younger, dans une communication récente faite à l'American medical Association, l'attribue à une activité morbide du périoste (pericementum) produite par un trouble de la nutrition, ou

une irritation locale qui aurait pour résultat
la production par les « cementoblastes » de
cette substance connue sous le nom de « tartre » qui, par sa seule présence et par l'irritation qu'elle provoquerait, occasionne la mortification du périoste (pericementum).

Le Dr Magitot, au contraire, l'attribue à
l'*arthritisme*.

La maladie, à laquelle M. Magitot a donné
le nom d'ostéo-périostite alvéolo-dentaire, est
une maladie locale, infectieuse et parasitaire ;
toute cause capable de détacher la gencive
du collet de la dent (et la plus fréquente est
le dépôt de tartre salivaire) permet aux micro-
organismes de pénétrer entre le cément et la
paroi alvéolaire et ces micro-organismes provoquent soit par action directe, soit à la suite
de l'inflammation qu'ils déterminent, la destruction du ligament alvéolo-dentaire et du
cément auquel s'attache ce ligament : ils pé-
nètrent dans les canicules et finissent par envahir la pulpe qui se mortifie (Galippe et
Malassez).

Pathogénie. — « Les fibres du périoste alvéolo-dentaire servent de gaine protectrice
aux nombreux vaisseaux destinés à la racine.

C'est un moyen de protection analogue à celui du ligament rond pour les vaisseaux de la tête du fémur ; donc toute congestion, toute exsudation des vaisseaux qui traversent la gaine vasculaire doit la modifier et la gingivite expulsive est une de ces altérations consécutives » (Frey).

Anatomie pathologique. — Au début de la maladie il y a une congestion légère au pourtour du collet de la dent et un épaississement de la membrane péridentaire.

Puis le périoste se décolle à ce même niveau, tandis que la congestion gagne le sommet de la racine ; celle-ci est rugueuse et inégale, la couche extérieure du cément étant plus ou moins nécrosée, et baigne dans un pus épais et jaunâtre.

Plus tard *des végétations nombreuses*, fongueuses et molles *siègent au niveau de l'apex de la dent*, ayant pour point de départ le périoste (Frey).

Vers la fin de la maladie, la pulpe se mortifie.

Symptômes. — Période de début. — *Signes physiques* : Rongeur, tuméfaction et parfois légère ulcération de la gencive au niveau du collet de la dent.

Signes fonctionnels : Léger ébranlement de la dent avec ou sans douleur. L'haleine commence à devenir fétide.

PÉRIODE D'ÉTAT. — *Signes fonctionnels* : Douleurs intermittentes plus ou moins fortes (dans quelques cas, la douleur fait défaut), fétidité de l'haleine, salivation augmentée, difficulté de mastication.

Signes physiques : Présence du pus dans l'alvéole, formation d'un clapier, ébranlement de la dent affectée.

PÉRIODE DE TERMINAISON. — La dent dénudée et mortifiée finit par tomber spontanément si elle n'est pas enlevée, puis la gencive se cicatrise rapidement sans laisser de traces.

Marche et durée. — La marche est essentiellement chronique et peut durer plusieurs années.

Complications. — On a vu des adénites sous-maxillaires et des accidents phlegmoneux et infectieux résulter de l'arthrite alvéolo-dentaire, mais ces complications sont rares.

Variété exceptionnelle. — Le Dr Cruet a décrit une *forme sèche* de l'arthrite alvéolo-dentaire caractérisée par l'absence de suppuration et de décollement gingival (1). Il n'existe pas de clapier et les gencives rétractées paraissent avoir suivi le retrait progressif du rebord alvéolaire. Pour Galippe, cette différence d'aspect est due à l'épaisseur plus considérable du rebord alvéolaire qui présente alors une résistance égale à celle de la gencive, de sorte qu'ils se détruisent parallèlement. La suppuration existerait mais ne serait pas appréciable.

Diagnostic. — Ne pas confondre la pyorrhée alvéolaire avec la périostite.

(Dans la pyorrhée, la maladie progresse du collet vers l'apex, tandis que dans la périostite c'est le contraire qui a lieu), ni avec les gingivites et stomatites.

L'erreur n'est guère possible. Dans la pyorrhée, le pus vient de l'intérieur même de l'alvéole, ce qui n'a pas lieu dans les gingivites.

Pronostic. — Fâcheux en ce qui concerne la conservation des dents, cette affection étant très rebelle au traitement et aboutissant à la perte de ces organes. On peut arrêter l'évo-

(1) Cruet, *Des caries dentaires compliquées, considérées principalement au point de vue de leur traitement.* Paris, 1879.

lution de la maladie pendant quelques années et même produire une guérison apparente, mais plutôt ou plus tard la maladie reprendra le dessus et produira la chute des dents.

Traitement. — Enlever *très soigneusement* tout le tartre. Détruire le clapier au moyen du traitement chirurgical de Bourdet et Toirac (incision en V à sommet dirigé vers l'extrémité de la racine, circonscrivant un lambeau triangulaire à base répondant au collet).

Puis, ayant taillé un morceau de bois d'oranger en biseau, le tremper dans un des antiseptiques dont la liste suit et le l'enfoncer doucement tout autour de la dent, ce qui permettra au liquide de pénétrer directement jusqu'à l'extrême limite de la lésion.

> Acide phénique.
> Teinture d'iode pur.
> Chlorure de zinc (solution concentrée).
> Sublimé (solution à 1 p. 500).
> Acide sulfurique aromatique pur ; etc...

Magitot recommande l'emploi de l'acide chromique ; un des cristaux doit être placé dans le clapier. Le massage des gencives est un auxiliaire utile.

Si le malade est diathésique, il devra être

soumis, en outre, à un traitement général approprié.

KYSTES RADICULAIRES

(kystes périostiques de Magitot).

Petits kystes que l'on trouve appendus aux racines des dents qu'on extrait et qui ont pour origine les débris épithéliaux paradentaires.

Causes et pathogénie.—Magitot les attribue à un décollement limité du périoste, soit au niveau d'un des côtés de la racine, soit à son sommet et soutient que l'épithélium qui les tapisse est due à une genèse directe. Pour Verneuil, ces kystes alvéolo-dentaires dérivent des débris épithéliaux persistants du cordon épithélial et de la paroi du follicule. Enfin Malassez a constaté, tout autour des dents adultes, des traînées de cellules épithéliales plongées dans l'épaisseur du périoste alvéolo-dentaire qui sont pour lui les restes des productions épithéliales qu'on rencontre chez le fœtus; par eux sont expliqués ces kystes radiculaires dont la face interne se trouve revêtue par des cellules épithéliales.

En résumé, l'étiologie est mal connue. Les

uns soutiennent l'origine dentaire et inflammatoire de ces kystes (périostite, etc.), les autres défendent l'origine extra-dentaire, en se basant sur leurs recherches microscopiques.

Anatomie pathologique. — Leur forme est sphérique ; ils s'écrasent facilement et laissent sourdre un liquide purulent ou séreux mal défini. Leur volume varie d'une tête d'épingle à celui d'un haricot.

Ils sont formés d'une enveloppe fibreuse tapissée à l'intérieure d'une couche de cellules épithéliales.

Traitement. — Les kystes radiculaires n'exigent aucun traitement spécial. On ne les constate ordinairement qu'après l'extraction de la dent et alors elles ne laissent pas de suite.

ÉROSION DENTAIRE.

On à décrit sous le nom d'érosion des dents, deux sortes de lésions dentaires n'ayant aucun rapport ensemble. La première est d'origine congénitable (V. *Érosion dentaire* au chapitre de la syphilis buccale).

La seconde est une affection que Duval a

décrite sous le nom de « carie simulant l'usure » (Voy. *Variété exceptionnelle de la carie*).

ACCIDENTS DE L'ÉVOLUTION DE LA DENT DE SAGESSE.

Deux facteurs principaux peuvent les produire :

1° L'obstacle mécanique due aux parties molles ou aux parties dures ;

2° L'infection microbienne.

Ceci posé, on peut diviser les accidents dus à l'éruption vicieuse de la dent de sagesse comme suit :

1° *Accidents muqueux* : Gingivites amygdalites et stomatites (depuis la simple stomatite érythémateuse jusqu'à la stomatite ulcéro-membraneuse).

2° *Accidents osseux* : La périostite et l'ostéite (d'où phlegmon, abcès, fistule, etc.). La nécrose du maxillaire, suppuration de l'articulation temporo-maxillaire, l'infection purulente, la phlébite du sinus, etc.

3° *Accidents nerveux* : Douleurs névralgiques pouvant s'étendre à tout le sphère du trijumeau et même produire les accidents du « tic douloureux » de la face ;

Traitement. — Le traitement variera selon les cas. Dans les cas graves, il faut extraire la troisième molaire, ou, si cela est impossible, tout au moins la deuxième molaire. Cependant, le plus souvent, le mal est causé par un capuchon de chair recouvrant la dent de sagesse ; il suffira donc de reséquer ce capuchon muqueux inflammé et douloureux, puis cautériser la plaie avec de l'acide phénique pur pour empêcher la réunion.

Pour la stomatite, on prescrira une potion au chlorate de potasse (6 à 8 grammes dans une potion de 150 grammes) et des attouchements des ulcérations avec un collutoire au borate de soude (V. *Stomatite*).

Lorsque l'infection est profonde, la théraeutique est à peu près impuissante ; mais, au début, une antisepsie énergique, aidée des moyens chirurgicaux (incisions, etc.), pourra enrayer les accidents qui sont parfois terribles et peuvent amener la mort (phlébite de la veine faciale se propageant aux sinus de la dure-mère et produisant une méningo-encéphalite mortelle, œdème de la glotte, etc.).

ACCIDENTS DE LA PREMIÈRE DENTITION.

Évolution lente et difficile des dents, accompagnée d'irritation locale et de troubles généraux plus ou moins graves.

Autrefois on attribuait la plupart des maladies de l'enfance à l'éruption difficile des dents et on décrivait la dentition comme s'il s'agissait d'un état morbide plutôt que d'un phénomène physiologique.

Aujourd'hui on est un peu revenu sur ces idées erronées, mais il n'est pas rare de trouver des médecins qui n'hésitent pas, en présence d'une maladie de l'enfance dont le diagnostic leur échappe, à l'attribuer à la dentition, en attendant qu'ils soient fixés.

Le petit cadre de ce livre ne nous permet pas de passer en revue ni les discussions qui ont lieu, ni les théories émises, au sujet des accidents qu'on attribue à l'éruption des dents de lait. Il suffira de dire que si, d'une part, un tiers de la famille humaine meurt pendant la période de la première dentition, il est non moins vrai que cette mortalité, même après avoir éliminé les cas de décès dus aux maladies contagieuses, varie avec les différentes saisons de l'année. Ce qui est difficile à expliquer, si on attribue cette mortalité à l'éruption des dents.

Il va sans dire que si la mortalité était plus grande en hiver qu'en été, l'explication serait toute trouvée, car on ne manquerait pas de l'attribuer aux maladies des voies respiratoires.

Malheureusement pour cette théorie, il n'en est pas ainsi et la mortalité atteint son maximum vers le mois de juillet. Comment donc l'expliquer? Pour nous, deux facteurs principaux y contribuent : 1° les grandes chaleurs favorisent les fermentations microbiennes et, par conséquent, augmentent les dangers du lait non stérilisé; 2° c'est avec les grandes chaleurs qu'arrivent les fruits et il n'est pas rare de voir des parents en donner à leurs enfants bien avant que ceux-ci ne peuvent les digérer.

En résumé, voici nos conclusions personnelles :

1° L'éruption des dents passe presque inaperçue chez les enfants bien portants, élevés au sein;

2° La dentition est très souvent *absolument étrangère* aux maladies qu'on l'accuse de provoquer;

3° La dentition désordonnée est souvent une affection *secondaire*.

4° L'éruption difficile d'une dent *peut provoquer une irritation localisée, qui est incontestablement une cause prédisposante aux désordres fonctionnels même éloignés et graves;*

5° La malpropreté des biberons, le lait non stérilisé, l'alimentation précoce, etc., favorisent ces désordres.

Classification. — Les accidents qu'on attribue à la dentition sont *locaux* ou *éloignés*.

Accidents locaux : Douleur avec salivation, irritation de la gencive, stomatite, éruption du voisinage, conjonctivité et otite.

Accidents éloignés ou réflexes: La diarrhée bilieuse, l'entérite, la toux quinteuse, les convulsions et enfin la méningite??

Moyens prophylactiques pour éviter ces accidents. — 1° Élever l'enfant *au sein* si possible.

2° Lorsque l'enfant est nourri au biberon, observer les plus grands soins de propreté. Le lait doit être bouilli et additionné d'eau également bouillie.

Sauf dans quelques cas exceptionnels cette nourriture suffit à elle seule pendant les quatre premiers mois de la vie.

3º A partir du quatrième mois on commencera à donner, petit à petit, de la bouillie et des farineux.

Ce régime suffira jusqu'au douzième ou quatorzième mois.

4º A partir du douzième mois, on peut commencer l'alimentation animale en évitant les changements brusques.

Donner un œuf cru délayé dans du lait ou de la bouillie, puis continuer progressivement jusqu'à ce que les dents permettent de broyer les aliments solides.

5º L'enfant doit être bien lavé depuis la tête jusqu'aux pieds au moins une fois par jour.

9º La chambre doit être bien aérée.

Traitement des accidents de la première dentition.—Le traitement local consiste à frictionner la gencive avec de la poudre de safran sucrée, au miel ou encore mieux avec le sirop du Dr Delabarre.

Si le point d'éruption est marqué et la dentition avancée, il faut faire une incision cruciale.

Traitement général. — Bains, lavements, huiles de ricin, etc.

CHAPITRE X

HYGIÈNE ET ANTISEPSIE
BUCCALES

Il y a un vieux proverbe anglais qui dit : « Priez Dieu d'abord, puis brossez-vous les dents ». Je pense que si tout le monde suivait ce conseil il ne s'en trouverait que mieux.

En France on ne se soigne les dents que depuis très peu de temps : dix, vingt ans tout au plus.

En Angleterre cette habitude est un peu plus ancienne et, oserai-je ajouter, un peu plus répandue.

Mais, pour voir la perfection dans les soins apportés à la bouche, il faut traverser l'Atlantique.

Une Américaine du meilleur monde voue un véritable culte à l'entretien de ses dents : en se levant, le matin, elle commence par se les brosser très soigneusement, en se servant d'une poudre dentifrice quelconque ; puis, à la fin de cette opération, si elle peut découvrir quelque petite tache, quelque petit grain de tartre récalcitrant que la brosse ne peut atteindre, elle taillera un morceau de bois d'oranger en biseau, puis, l'ayant trempé dans de la pierre ponce pulvérisée, s'en servira avec une habileté que seul la pratique peut donner ; dans quelques instants, le petit grain de tartre ou la tache aura disparue.

Pour compléter l'opération, notre Américaine versera quelques gouttes d'un élixir dentifrice quelconque dans un verre d'eau, puis se gargarisera la bouche avec une ardeur toute... américaine ! Mais là ne s'arrête pas sa lutte avec la carie.

Après chaque repas, la même série de manipulations recommencera , mais avec cette différence qu'elle sera précédée d'une autre petite opération qui consiste à passer de la soie à broder (*floss silk*) entre les dents, ce qui remplace avantageusement le cure-dent et enlève tous les débris de nourriture qui pourraint être restés entre elles.

Et maintenant voyons si tous ces soins sont

nécessaires et dans quel but ont les employent.

Le Dʳ Th. Thomas, dans sa thèse sur l'antisepsie buccale, nous dit : l'indication à remplir est la suivante :

1° Empêcher le séjour dans la bouche des particules alimentaires qui servent de nourriture aux micro-organismes et qui subissent des fermentations acides, cause première de la carie;

2° De détruire les micro-organismes ou tout au moins entraver leur développement (Th. Thomas).

Nous n'insisterons pas sur la première de ces indications, nous réservant d'y revenir en traitant du « modus operandi » de l'hygiène buccale. Nous passerons donc de suite à l'étude des bactéries ou micro-organismes de la bouche.

On les divise en deux catégorie : les *microbes non pathogènes* et les *microbes pathogènes.*

MICROBES NON PATHOGÈNES.

Certains d'entre eux sont d'ordre banal; on les rencontre partout dans l'atmosphère (bacillus subtilis, bacterium termo, bacille de la pomme de terre); d'autres sont spéciaux à la bouche comme le leptothrix; d'autres enfin n'ont été vus que rarement encore et leur histoire est très incomplète (Vidal).

Les plus connus sont :

Le *leptothrix buccalis* (fig. 49), le plus grand

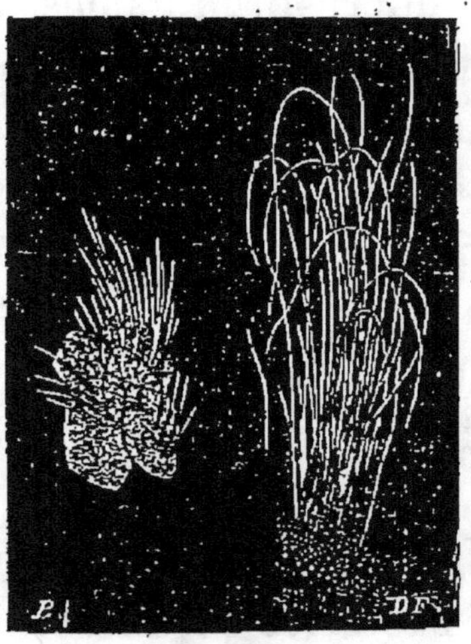

Fig. 49. — Leptothrix buccalis.

et le plus fréquent des microbes de la bouche. On le trouve un peu partout : sur la face dorsale de la langue, dans le tartre, les anfractuosités gingivo-dentaires, etc. Miller et Zopf l'ont trouvé sur les dents des momies égyptiennes. C'est lui l'agent principal dans la formation du tartre vert.

Le *bacterium termo* (fig. 50) qui est l'agent

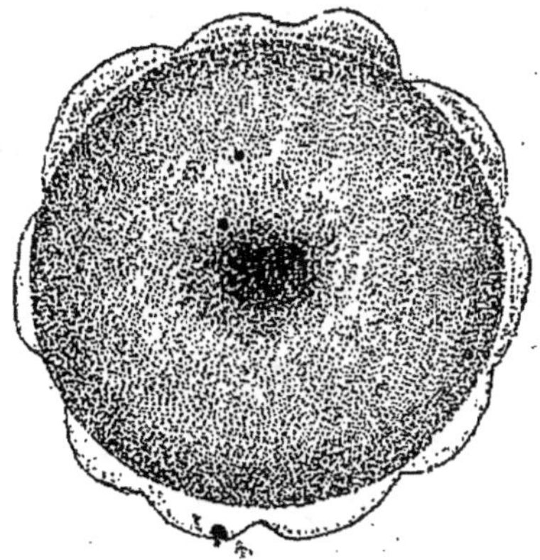

Fig. 50. — Culture de bacillus termo sur plaques de gélatine, d'après une photographie. (*Macé*, Bactériologie.)

de la putréfaction et produit la fétidité de l'haleine.

Le *bacillus amylobacter* (fig. 51) qui produit

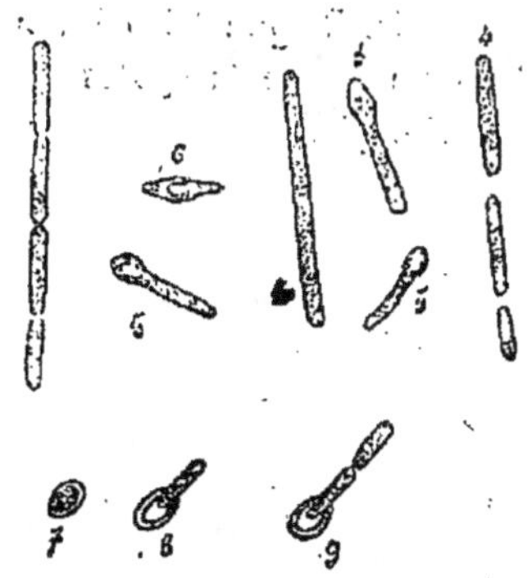

Fig. 51. — Bacillus butyricus, 1200/1. (*Macé*, Bactériologie.)

la fermentation butyrique, cause première de la carie.

Le *bacillus subtilis* (fig. 52), bacille du foin et de la viande qui, d'après Pasteur, est nécessaire à la digestion, car il dissout l'abumine coagulée et la transforme en peptone.

Le *vibrio rugula* (fig. 53) ou microbes du tartre dont les cultures dégagent une odeur très fétide.

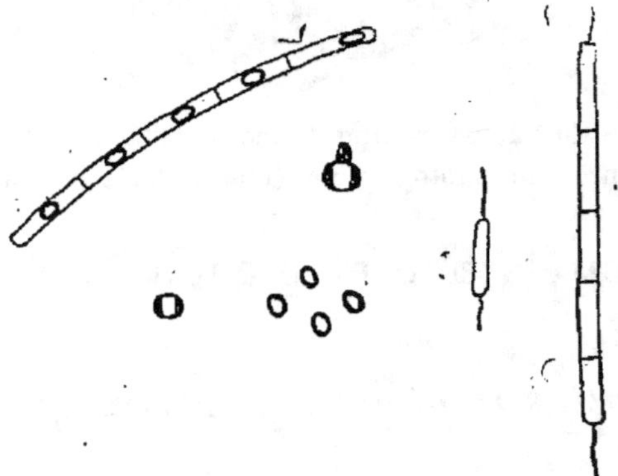

Fig, 52. — Bacillus subtilis. Bâtonnet isolé avec cils ; chaîne de bâtonnets ; spores dans un filament ; spores libres ; spore germant ; 1200/1. (*Macé*, Bactériologie.)

Et le *sprillum buccale* (Cohn) [spirochætæ buccalis] fréquent dans le tartre dentaire et dans la salive. C'est un long filament de 15 à 20 mètres de long terminé en pointe aux extrémités et décrivant une ligne ondulée simple.

Tous ces microbes jouent un rôle considérable dans la digestion (Pasteur), soit en activant les fermentations, en transformant les cellules des plantes en substances assimilables (bacillus amylobacter) ou enfin en dissoudant

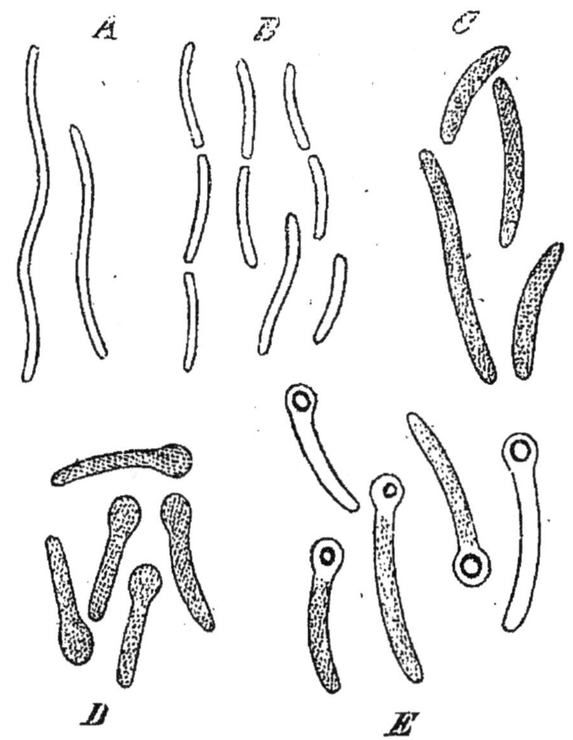

Fig. 53. — *Spirillus rugula*. A, B, C, cellules végétatives ; D, E, bâtonnets à spores ; 1000/1. (*Macé*.)

l'albumine coagulé pour le transformer en peptone (*bacillus subtilis*).

Mais il est un autre fait sur lequel il convient d'insister en raison de son importance dans le premier stade de la carie, c'est l'existence des fermentations acides, microbiennes, dans la bouche ; dans les conditions normales, la salive alcaline neutralise les produits acides des micro-organismes ; mais, dans les états pathologiques (dans la fièvre typhoïde par exemple) où la sécrétion salivaire est dimi-

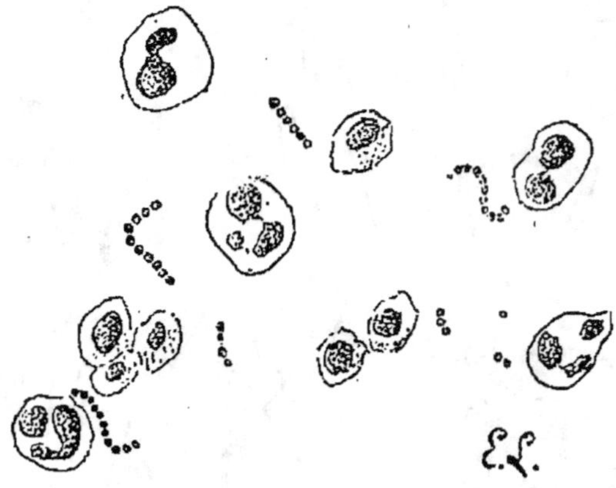

Fig. 54. — Pus d'un phlegmon sus-aponévrotique de la cuisse, avec micrococcus pyogènes. Streptococcus pyogenes. (*Macé*.)

nuée et même le matin à l'état sain, avant que la salive n'ait coulé un peu abondamment, le papier de tournesol, appliqué directement sur l'enduit buccal ou dentaire, accuse une réaction acide plus ou moins franche (Rappin).

MICROBES PATHOGÈNES (1).

On les divises en deux catégories :

1° Ceux qui agissent localement ;

2° Ceux qui agissent à distance.

Les premières déterminent les affections bucco-pharyngiennes, telles que stomatites, caries, phyorrhée alvéolaires, production du tartre, etc.

Les *deuxièmes* peuvent déterminer plusieurs maladies générales, telles que l'érysipèle, la pneumonic, les endocardites ulcéreuses et même les méningites cérébro-spinales.

« Ces microbes si dangereux peuvent vivre fort longtemps, presque indéfiniment dans la cavité buccale, sans manifester leur présence ; ils restent inactifs, inofensifs, latents, jusqu'à ce qu'une occasion favorable leur permette de pulluler et de déployer toute leur virulence » (Th. Thomas).

Parmi ces microbes, nous citerons :

Le *pneumocoque* : ou agent de la pneumonie franche. Il figure comme cause de plusieurs maladies telles que la broncho-pneu-

(1) Voy. Bouchard, *Les microbes pathogènes.*

monie, la pleurésie purulente, l'endocardite, péricardite, otite et méningite suppurée.

Le *streptocoque pyogène* (fig. 55) ou microbe de l'érysipèle, qui peut occasionner aussi un grand nombre de maladies : la pyohémie, septicémie, arthrite purulente, broncho-

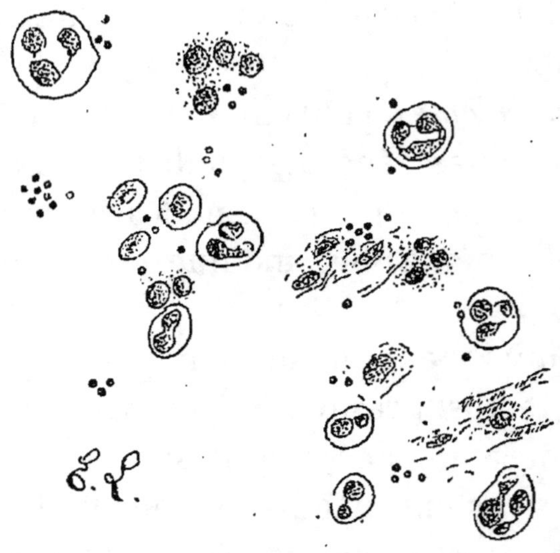

Fig. 55. — Micrococcus pyogènes aureus ; pus de panacés. (*Macé.*)

pneumonie, méningite, adénite cervicale aiguë, etc.

Le *staphylocoque (aureus et albus)* ou microbe du pus.

Le *bacille encapsulé de Friedländer* ou microbe des maladies pulmonaires (fig. 56).

Tous ces microbes peuvent rester indéfiniment dans la bouche, sans provoquer d'accidents, pourvu que la muqueuse reste intacte et que l'organisme n'est pas débilité par une cause quelconque, mais il suffit d'un trau-

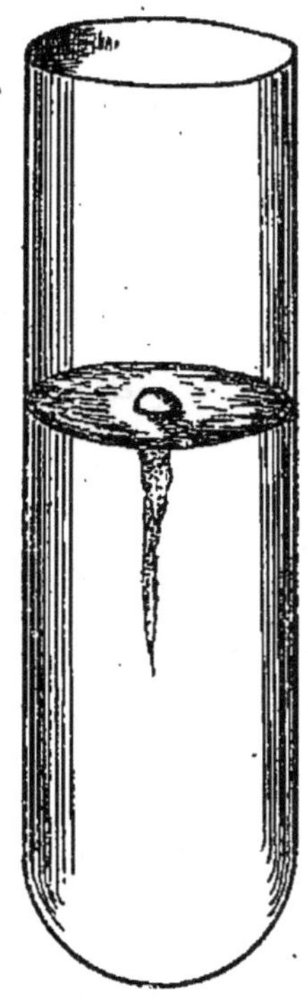

Fig. 56. — Micrococcus de Friedländer ; culture en piqûre sur gélatine.

matisme, d'un froid, etc., pour favoriser leur éclosion et produire la maladie qui leur est particulière.

« Quand ils existent sur les sujets sains

14.

ces microbes proviennent de personnes malades ou guéries.

« Les sujets guéris sont à craindre autant que les malades, puisqu'ils conservent leurs microbes actifs dans la bouche. Cette persistance des parasites dans la bouche explique la contagion à long intervalle et l'hérédité pneumonique » (Th. Thomas).

Maintenant que nous connaissons la nécessité de l'antisépsie buccale, voyons un peu les différents moyens de l'assurer.

BROSSES A DENTS.

L'article le plus nécessaire et celui qu'on devrait trouver occupant la première place sur toute table de toilette est, sans contredit, la brosse à dents ; mais, ceci dit, nous ne pouvons avancer plus loin sans tomber sur un terrain dangereux, car de suite nous nous trouvons entre deux camps.

Les uns disent à leurs clients : « Servez-vous de brosses très dures. »

Les autres disent : « Ne vous servez que de brosses très molles. »

Eh bien ! pour moi, ils ont tous les deux raison et tous les deux tort, car, selon le cas, on doit recommander une brosse *dure* ou une brosse *molle*.

Si votre client a les gencives absolument saines, les dents courtes et solides et surtout si c'est un homme, donnez-lui la brosse la plus dure que vous puissiez trouver.

Ce monsieur, croyez-moi, se brosse vigoureusement les dents, lorsqu'il se les brosse et une brosse molle ne lui durerait pas longtemps et ne ferait guère son bonheur.

Je vous en dirais autant du monsieur qui, tout en ayant les dents solides et non chancelantes, a les gencives gonflées et congestionnées et chez qui le tartre se dépose vite. Donnez-lui aussi une brosse dure ; si elle fait saigner les gencives, tant mieux, cela fera disparaître la congestion et elles ne saigneront plus au bout de quelques jours, si vous avez préalablement enlevé le tartre avec soin.

On pourra me reprocher que ces brosses dures enlèvent l'émail des dents. Je répondrai que depuis vingt-cinq ans je me brosse les dents avec les brosses les plus dures que je puis trouver, ce qui ne m'empêche pas d'avoir des dents superbes. Je pourrais du reste citer plusieurs personnes qui en font autant et s'en trouvent bien.

Et maintenant au tour des *brosses molles* : si votre client a une tendance à l'érosion du collet (carie sèche), donnez-lui une brosse *molle* et prescrivez-lui en même temps une poudre dentifrice alcaline. Pourquoi?... parce que neuf fois sur dix cette forme d'érosion est due à la friction des lèvres, etc., ajoutée à un état acide de la salive. Il faut donc éviter l'usage d'une brosse trop dure, de crainte d'augmenter cette usure de la dent et formuler une poudre dentifrice qui ne grattera pas trop les dents et dont la base sera alcaline. Voici une excellente formule qui m'a été donnée par M. Frey, interne des hôpitaux de Paris.

R. Bicarbonate de soude . . .	10 grammes	
Magnésie calcinée. . . .	āā 25	—
Craie préparée		
Salol	6	—
Acide thymique.	50 centigram.	
Saccharine	1 gramme	
Essence de menthe . . .	q. s.	
Carmin.		
	(Frey.)	

On pourra également recommander une brosse molle dans les cas avancés de pyorrhée alvéolaire.

OPIATS, SAVONS ET POUDRES DENTIFRICES.

Au sujet des opiats et savons, j'aurai peu de chose à dire, n'étant pas partisan de les employer. Les premiers, parce qu'ils sont à base de miel, substance éminemment fermentiscible ; les seconds, parce que l'élément saponifère qu'ils contiennent empêche la friction, sans présenter des avantages compensateurs.

Quand aux *poudres dentifrices, elles sont toutes bonnes* en général (sauf celles à base de charbon qui produisent un liseré bleuâtre sur les gencives, qui, une fois bien établi, est indélébile). La même poudre ne peut convenir à tous les cas ; il faut tenir compte des indications physiologiques et pathologiques à remplir pour chaque individu. C'est ainsi que pour nos patients qui ont les gencives saines et les dents de bonne nature ne présentant que peu ou pas de tartre, nous recommandons l'usage d'une poudre dentifrice simple et agréable, telle que :

```
R. Craie préparée  . . .  . .   70 grammes
   Camphre en poudre  . . .     10    —
   Saccharine.  .   . . . .      1    —
M. S. a.
```

ou

R. Iris . . . .   20 grammes
   Craie lavée   20   —
   Teinture d'ambre musquée.   1   —
   Carmin . . . .   q. s.
F. S. a.

Dans les cas de pyorrhée alvéolaire, ou chez les malades ayant la bouche malpropre, les gencives congestionnées, etc., il faut quelque chose de plus antiseptique. On prescrira donc l'une des formules suivantes :

R. Bicarbonate de soude. . .   10 grammes.
   Magnésie calcinée . . . ⎰ ââ 25   —
   Craie lavée . . . . . . ⎱
   Salol.   6   —
   Acide thymique.   1   —
   Carmin. . . . .   ⎰ q. s.
   Essence de menthe . .   ⎱
M. S. a.   (Frey.)

R. Acide borique pulvérisé. .   2 gr. 50
   Chlor. de potasse pulvérisé.   0 gr. 75
   Gaïac . . . .   1 gr. 50
   Craie. . . . .   4 grammes
   Carbonate de magnésie . .   4   —
   Essence de roses . . . .   une goutte
M. S. a.   (Le Gendre.)

S'il y a beaucoup de tartre, on pourra y ajouter 5 grammes de pierre ponce pulvérisée.

EAUX DENTIFRICES.

Elles se composent d'alcoolats et d'essences aromatiques auxquelles on ajoute des substances antiseptiques et astringentes. Elles doivent être en même temps agréables au goût, aromatiques et antiseptiques. Les deux formules suivantes rempliront ces indications.

```
R. Acide phénique .  .  .  .  .   10 grammes
   Salol. .  .  .  .  .  .  .  .     5    —
   Acide thymique. .  .  .  .      1    —
   Essence de menthe. .  .  .      4    —
   Teinture de Badiane .  .  .   250    —
   Teinture de cochenille  .  .   q. s.
F. S. a.                          (Frey.)
```

```
R. Acide phénique .  .  .  .  .    5 grammes
   Acide thymique. .  .  .  .      1    —
   Teinture de ratanhia .  .  ⎱
                               ⎰ àà 50   —
   Eau de Cologne. .  .  .    ⎰
   Essence de roses .  .  .  .     2 gouttes
   Essence de menthe. .  .  .      3    —
   Teinture de cochenille  .  .   q. s.
F. S. a.
```

Enfin, disons pour terminer que des soins spéciaux de la bouche sont indispensables chez les dyspeptiques, les malades qui suivent le traitement mercuriel et chez ceux qui prennent de l'iodure de potassium.

Il arrive souvent dans ces cas que la salive

devienne fortement acide et donne à la bouche une saveur aigrelette. Les dents se détruisent alors très rapidement.

Pour éviter ce fâcheux résultat, il faut insister sur une antisepsie rigoureuse de la bouche, extraire toutes les racines et les dents trop cariées pour être utile à la mastication et enfin conseiller au malade de faire un usage habituel de pastilles de bicarbonate de potasse.

Dans les affections fébriles aiguës et dans les maladies infectieuses, il faut, si le malade a sa connaissance, l'engager à se gargariser la bouche de temps en temps avec un liquide légèrement acide (limonade végétale, etc.), lui brosser les dents au moins une fois par jour avec une brosse molle trempée dans de l'acide salicylique et enfin l'inviter à boire de la limonade ou de l'eau fraîche d'heure en heure (les boissons abondantes préviennent la sécheresse de la bouche et activent les fonctions de la muqueuse sans nuire à l'état général).

Si, au contraire, le malade est sans connaissance, il faut lui mouiller les lèvres de temps en temps et lui soigner la bouche comme il vient d'être dit.

DEUXIÈME PARTIE

ANESTHÉSIE GÉNÉRALE ET LOCALE

GÉNÉRALITÉS SUR L'ANESTHÉSIE

Classification. — On la divise en anesthésie médicale et anésthésie chirurgicale (générale, locale).

L'*anesthésie médicale* est l'abolition *pathologique* de la sensibilité, un symptôme ou phénomène morbide qu'on observe dans le cours de certaines maladies.

L'*anesthésie chirurgicale* est une abolition de la sensibilité, provoquée par le chirurgien pour supprimer les douleurs opératoires.

Dès les temps les plus reculés on a essayé de supprimer la douleur.

En 1844, Horace Wells découvrit les propriétés anesthésiques du protoxyde d'azote et tenta de l'employer pour insensibiliser ses malades.

En 1841-1846, l'éther fut découvert et essayé par Jackson et Morton.

Et en 1847, Flourens employa pour la première fois le chloroforme.

ANESTHÉSIE GÉNÉRALE.

L'anesthésie générale a pour but d'abolir la sensibilité du système nerveux tout entier.

Mode d'action et marche des anesthésiques. — Les fonctions sont influencées dans l'ordre suivant :

1° *Sommeil :* Suspension des fonctions des lobes du cerveau ;

2° *Anesthésie :* Suspension des fonctions de la moelle ou de la protubérance comme organes de sensibilité ;

3° *Résolution musculaire :* Suspension des fonctions des centres cérébro-spinaux comme organes excito-moteurs ;

4° *Période bulbaire* : Suspension des fonctions du bulbe et des nerfs organiques comme organes excitateurs et régulateurs des mouvements respiratoires et cardiaques [cessation de la respiration, arrêt du cœur, mort] (1).

On peut diviser la marche des anesthésiques en quatre périodes, comme suit :

1° La *période de début*; 2° la *période d'excitation*; 3° la *période d'anesthésie confirmée*; 4° la *période de collapsus*.

1° *Période de début* : Lorsqu'un anesthésique est administré par les voies respiratoires, on observe au début une irritation des muqueuses, des contractions spasmodiques des muscles du pharynx, et enfin une hypersécrétion de mucus, produisant de la toux et un certain degré de suffocation (dus à l'afflux des mucosités).

2° *Période d'excitation*: La respiration se précipite au début, puis devient tantôt profonde, tantôt à peine perceptible.

Les battements du cœur s'accélèrent ou se ralentissent dans la même mesure.

La pupille est alternativement contractée

---

(1) A. Paillasson, *Sur les principaux anesthésiques employés dans la chirurgie dentaire*; thèse de Lyon. Paris, 1886.

ou dilatée, puis finalement reste dilatée pendant cette période.

Le malade entend des bruits de cloches ou tambours; il y a désordre dans les idées, délire, loquacité excessive, mouvements désordonnés, etc. La sensibilité, ainsi que l'ouïe, est exaltée.

3° *Période d'anesthésie confirmée* : Une période de calme succède aux phénomènes que nous venons de décrire : la respiration et la circulation se ralentissent; la température s'abaisse ; la pupille se contracte et reste fixe; les muscles deviennent flasques et mous; la sensibilité, même périphérique, est abolie.

4° *Période de collapsus* : Si l'on continue les inhalations, la circulation, la respiration et la chaleur subissent une dépression continue, aboutissant à la mort.

Causes qui retardent l'anesthésie. — « L'anesthésie s'obtient moins rapidement : 1° chez les alcooliques; 2° chez les personnes habituées à prendre beaucoup de café; 3° chez celles qui ont souvent recours aux agents soporifiques; 4° chez celles qui sont sous le coup d'émotions vives ou qui redoutent l'anesthésie ; 5° pendant l'été où une température élevée active la circulation » (A. Paillasson).

Conditions qui favorisent l'anesthésie. — « 1° L'heure matinale; au sortir du lit, non précédée d'excercices violents et une température basse prédisposent à une anesthésie plus rapide; 2° le sexe féminin; 3° l'âge adolescent; 4° la tranquillité d'esprit et la confiance dans l'opérateur; 5° l'administration préalable d'une injection légère de morphine et d'atropine » (A. Paillasson).

Accidents à craindre. — La syncope et l'asphyxie.

La *syncope* est le résultat de l'irritation du pneumogastrique (qui est un dépresseur ou modérateur de l'action du cœur) ou le résultat de la paralysie, ou l'arrêt du grand sympathique, qui est un nerf accélérateur.

L'*asphyxie* est un état consécutif à l'oxygénation imparfaite du sang, c'est-à-dire un arrêt d'échange gazeux ou échange toxique au niveau des poumons.

Elle résulte tantôt d'un arrêt des fonctions du bulbe, par intoxication chloroformique ou autre, tantôt d'un obstacle mécanique qui s'oppose à l'action des poumons.

Classification. — Il y a trois syncopes à craindre dans l'anesthésie générale :

1° La *syncope laryngo-trachéo-nasale* (laryngo réflexe, ou primitive) due aux mucosités et à l'irritation réflexe de la muqueuse.

2° La *syncope secondaire* (ou « bulbaire » de Duret) due à une dose massive de chloroforme. La moelle est prise trop rapidement. « Les nerfs accélérateurs cardiaques, de la moelle, cervico-dorsales, excités amènent une précipitation des battements du cœur, pouvant aller de 150 à 160 pulsations et une augmentation de la pression sanguine » ; puis la réaction survient (Arloing).

La pression sanguine s'abaisse, le cœur se ralentit et, après quelques systoles lentes et prolongées, s'arrête tout à fait.

3° La *syncope par intoxication* (syncope tertiaire de Duret). — Ici le bulbe est atteint et l'arrêt de la respiration précède de quelques instants l'arrêt du cœur. C'est la plus irrémédiable de toutes les syncopes.

Traitement. — Le traitement de la syncope consiste à desserrer les vêtements, mettre le malade dans le décubitus dorsal, faire des aspersions d'eau froide, inhalations exci-

tantes et enfin des injections sous-cutanées
d'éther.

Traitement de l'asphyxie. — Attirer la langue
au dehors, afin de laisser un libre accès à
l'entrée de l'air dans les poumons. Desserrer
les vêtements. Placer le malade dans la position horizontale. Pratiquer la respiration
artificielle par la méthode de Pacini, de Mar-
shall-Hall ou de Sylvester (1). Faire des trac-
tions rythmées de la langue et enfin, au besoin, exciter le nerf phrénique par l'électricité,
en appliquant l'un des réophores d'un appareil
d'induction sur le creux épigastrique et l'autre
au niveau du scalène antérieur.

Précautions à prendre pour éviter des accidents.
— Administrer les anesthésiques par les voies
respiratoires et non par le rectum. Le malade doit être à jeûn et couché dans la position horizontale.

S'assurer que le patient n'est atteint d'aucune lésion organique grave; qu'il n'est ni
cardiaque, ni brightique, ni phthisique. Pré-
céder l'anesthésie, lorsqu'il s'agit du chloroforme, d'une injection, pour, en langage

(1) E. FERRAND, *Premiers secours en cas d'accidents et
d'indispositions subites.* Paris, 1891, p. 146.

vulgaire, « décrocher le cœur », c'est-à-dire l'isoler du bulbe. (Isolément du bulbe, certains glanglions font marcher le cœur.)

Si on injecte de l'atropine, on isole davantage le cœur de sa dépendance sur le bulbe; on croit ainsi éviter le danger de la syncope tertiaire de Duret ou syncope par intoxication.

Voici la formule qu'on emploie habituellement :

```
R. Sulfate neutre d'atropine.  .    0 gr. 01
    Chlorhydrate de morphine  .    0 gr. 10
    Eau de laurier-cerise . . ..  20 grammes
M.                              (Duj. Beaumetz).
```

(1 centimètre cube contient 1/2 milligramme de sulfate d'atropine et 5 milligrammes de sel de morphine. La quantité à injecter est de 1 à 2 centimètres cubes).

Enfin, nous conseillons d'avoir toujours à la portée de la main les instruments qui pourraient devenir nécessaires en cas d'accident : pinces pour attirer la langue en dehors en cas d'asphyxie (bistouris, etc., pour pratiquer la trachéotomie dans le cas de la chute d'un corps étranger dans le larynx, etc.).

Si une dent extraite et mal saisie par le davier vient à tomber au niveau de la base de la langue, incliner brusquement la tête du patient en avant, afin qu'elle tombe hors de la bouche ou s'engage dans l'œsophage au lieu de pénétrer dans les voies respiratoires.

Principaux agents employés pour l'anesthésie générale. — Le chloroforme, l'éther, le bromure d'éthyle et le protoxyde d'azote.

Chloroforme. CHCl³.

Éther méthyl chlorhydrique bichloré. — Formène trichloré. — Chlorure de méthyl bichloré.

Le chloroforme est un liquide incolore, parfaitement limpide et possédant une odeur agréable. C'est un anesthésique, un antispasmodique et un vaso-constricteur (il contracte le réseau capillaire périphérique).

L'anesthésie par le chloroforme s'accompagne d'anémie cérébrale. Il a l'avantage de ne pas s'enflammer et d'être facilement transportable.

La mort, lorsqu'elle a lieu, résulte de l'asphyxie ou provient d'une syncope. Les phénomènes chloroformiques ne résultent pas d'une anémie ou d'une congestion du cerveau, mais d'une altération directe des éléments nerveux (Cl. Bernard).

Préparation. — Le chloroforme peut être fabriqué par divers procédés, mais presque tous sont basés sur le même principe. « Le traitement par le chlore naissant, dans un milieu alcalin, de substances capables de donner de l'acide acétique sous l'influence d'un agent oxydant » (A. Paillasson).

Le procédé le plus simple consiste à traiter l'alcool par du chlorure de chaux.

$$C^2H^6O \quad + \quad CACl^2 \quad = \quad (C^2HCL^3O) \quad + \quad \begin{matrix} CHCl^3 \\ CH^2O^2 \end{matrix}$$

Alcool.　　　Chlorure de chaux.　　　Chloral.　　　Chloroforme
et acide formique.

Le chlore se combine avec l'alcool pour former du chloral et la chaux agissant sur le chloral produit du chloroforme et de l'acide formique ; ce dernier devient plus tard de l'eau et de l'acide carbonique.

Caractères de pureté. — Mélangé à l'eau, il doit tomber au fond et y demeurer dix minutes sans devenir opalescent.

Évaporé sur une feuille de papier, il doit la laisser sèche et sans odeur.

Il ne doit pas troubler une solution de nitrate d'argent. Il ne doit pas dissoudre ni devenir rouge en présence de la fuchsine, ni bleu en présence du bleu d'aniline.

Agité avec de l'acide |sulfurique, il ne doit pas se colorer et doit nager à sa surface.

Conservation. — On devra conserver le chloroforme dans des bouteilles *très propres*, jaunes et fermées à l'éméri ou à la lampe.

Causes d'altération. — L'air humide, la lumière directe et les matières organiques (vases mal nettoyés, etc.).

Mode d'administration : — L'administration se fait d'une façon assez simple, tantôt c'est une compresse, tantôt un petit cornet sur lequel on verse de temps en temps quelques gouttes de chloroforme, que l'on fait respirer au patient, mélangées à une certaine proportion d'air. Toutefois, il faut habituer le malade à l'odeur du chloroforme en tenant, tout d'abord, la compresse à une certaine distance du visage, puis on la rapprochera de plus en plus. Enduire la figure du patient avec de la vaseline afin d'empêcher l'irritation de la peau.

Surveiller le pouls, la respiration et la pupille et éviter les manœuvres intempestives.

Éther, (C²H⁵)²O.

Éther sulfurique. — Éther éthylique.— Oxyde d'éthyle.

Préparation. — L'éther sulfurique est le résultat de l'action de l'alcool sur l'acide sulfurique, à l'aide de la chaleur.

Caractères de pureté. — Versé sur la main, il doit s'évaporer complètement sans laisser la moindre trace d'odeur étrangère.

Il doit être neutre au tournesol. En présence du sulfate de cuivre anhydre et blanc il ne doit pas bleuir.

Généralités. — L'éther est un liquide incolore inflammable, d'odeur forte, de saveur brûlante. Il *dilate* le réseau capillaire; son anesthésie est accompagnée par hyperémie cérébrale, ainsi que l'anesthésie par le chloral et elle est due à l'ivresse.

« La mort a lieu par syncope ou par arrêt de la respiration et non par asphyxie, le sang artériel restant rouge et oxygéné » (Claude Bernard).

Mode d'administration. — Appareil de Julliard

C'est un masque de 15 centimètres de hauteur, 12 centimètres de largeur, 5 centimètres de profondeur composé d'un squelette de fil de fer revêtu à l'extérieur d'un mac'intosh et à l'intérieur d'une couche épaisse de gaz hydrophile revêtue au fond d'une rosace de flanelle.

Pendant l'administration on observera les mêmes précautions que pour le chloroforme (voy. *Chloroforme*, p. 263).

Bromure d'éthyle. (C^2H^5Br).

Éther bromhydrique.

Généralités. — Le bromure d'éthyle est un liquide incolore dont les vapeurs ne s'enflamment pas.

Il est très volatil et possède une odeur éthérée assez agréable et *non irritante*. Il fut découvert en 1829 par Serullaz et étudié comme anesthésique par Nunneley en 1849 qui fut le premier à l'employer.

Le temps d'anesthésie est de trente à cent vingt secondes.

Mode d'administration. — Verser une goutte ou deux sur une compresse pour habituer le malade à l'odeur, puis alors verser une forte dose et couvrir complètement les narines et la bouche.

L'anesthésie s'obtient ainsi très rapidement, une demie-minute suffit le plus souvent.

Avant de commencer l'administration, il faut avoir soin de mettre un écarteur entre les dents, car les muscles élévateurs de la mâchoire ont une tendance à se contracter.

Protoxyde d'azote. Az^2O.

Préparation. — On obtient ce gaz en chauffant du nitrate d'ammoniaque jusqu'à 260° dans un ballon de verre, après l'avoir préalablement desséché dans une capsule de porcelaine pour le débarrasser de son eau de cristallisation.

Purification. — On le purifie des produits nitreux et chlorés en le faisant traverser : 1° une solution de potasse caustique; 2° une solution de sulfate de fer acidifié.

Généralités. — C'est un gaz incolore, inodore, de goût douçâtre, liquifiable à 0° sous une pression de 30 atmosphères, irrespirable et n'entretenant pas les combustions.

Il produit l'insensibilité et la résolution musculaire dans un temps qui varie depuis trente à cent vingt secondes. Son action est plus prompte sur les anémiques, les sujets sobres, faibles et débilités.

Elle est plus lente et légère sur les sujets robustes, alcooliques et morphinomanes. Le sommeil anesthésique dure de quarante à cent vingt secondes. Il faut en moyenne 35 litres à 76 degrés de tension. La mort, lorsqu'elle a lieu, résulte de l'asphyxie.

Mode d'administration. — On emploie des bouteilles en fer dans lesquelles on comprime préalablement le protoxyde d'azote et qui servent de réservoir. De ce réservoir le gaz se rend dans une poire ou récipient en caoutchouc d'une contenance de 15 à 16 litres et de là il arrive à l'embouchure (fig. 57). Pour administrer le protoxyde d'azote, il faut se servir d'un appareil qui consiste ordinairement en : 1° un cylindre métallique contenant le protoxyde d'azote ; 2° un ballon destiné à recueillir le gaz ; 3° un inhalateur muni d'un exhalateur (les inhalateurs revêtus d'un tube de caoutchouc rempli d'air sont les meilleurs, parce qu'ils se moulent mieux au visage).

Il importe, en raison de la force avec laquelle sort le gaz, d'interposer un récipient

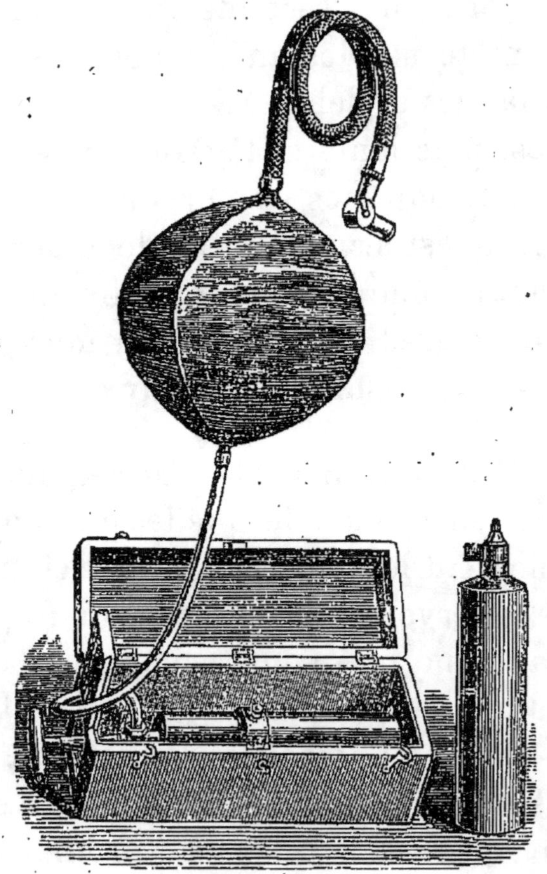

Fig. 57. — Bouteille en fer pour le protoxyde d'azote liquéfié
et récipient en caoutchouc.

quelconque entre la bouteille et l'inhalateur (fig. 58 et 59).

La meilleure méthode d'administrer le gaz est celle du docteur Aubeau, la voici : « Con-

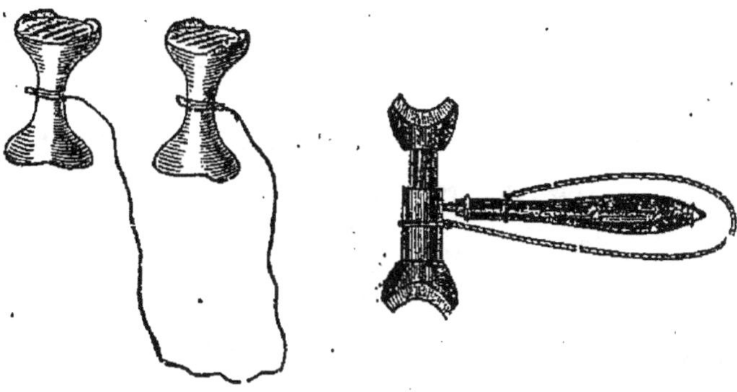

Fig. 58. — Deux systèmes de bâillons que l'on place dans la bouche
pour la maintenir ouverte avant l'application de l'embouchure et
pendant l'opération.

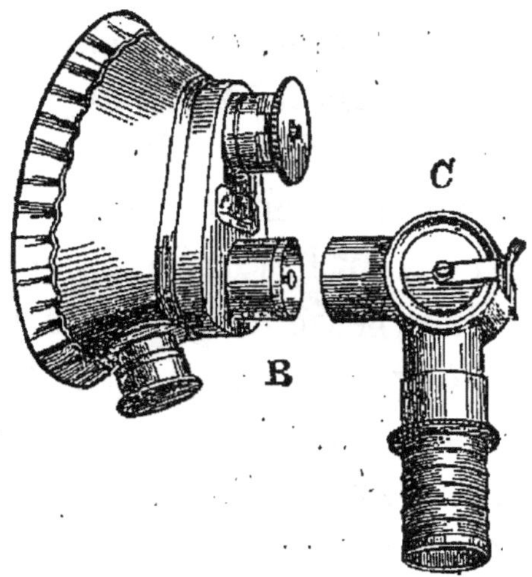

Fig. 59. — Embouchure de Glover se composant d'une enveloppe de
métal très flexible, fixée d'un côté à une monture solide dans laquelle sont ménagées les soupapes A et B, et bordée d'autre part
d'un tube mince de caoutchouc qui permet d'obtenir une application parfaite sur la face du patient. L'une des soupapes (A) s'ouvre de dedans en dehors et sert à l'inhalation; l'autre (B) est une
soupape d'inhalation, et c'est par cette dernière qu'arrive le gaz.
Pour mettre l'embouchure en communication avec le réservoir de
gaz, on adapte sur la soupape B un joint coudé muni d'un robinet
au moyen duquel on peut à volonté admettre le gaz ou le supprimer.

venir avec le patient que vous allez compter
à haute voix, cinq, dix, quinze, vingt, etc., et
que chaque fois qu'il entendra le nom d'un
chiffre, il lèvera et abaissera l'avant-bras pour
avertir qu'il est éveillé. Il faut *bien convenir
avec le malade* qu'il ne fera le mouvement
que lorsqu'il entendra le chiffre en question.

Lorsque l'appel reste sans réponse, *la per-
ception est abolie.* La résolution musculaire
survient presque simultanément, la sensibilité générale est éteinte, *la période d'anesthésie confirmée est imminente, mais pas assez
avancée,* car si l'on pratiquait l'opération le
patient se réveillerait en criant.

Pour opérer il faut le « réflexe palpébral »;
dès que le malade cesse de répondre à l'appel,
il faut écarter les paupières et toucher légèrement la conjonctive. S'il n'y a pas de mouvement réflexe des paupières, on peut écarter
l'inhalateur et opérer.

Purificateurs économiques. — Lorsqu'on administre le protoxyde d'azote pur, un moyen
de l'appareil que nous venons de décrire,
c'est-à-dire un inhalateur muni d'un exhalateur, une grande partie du gaz est perdue dans
l'expiration.

D'autre part, si l'appareil n'est pas muni d'un exhalateur, le ballon ne tarde pas à se charger des produits de l'expiration (acide carbonique, etc.), ce qui présente un danger réel pour le malade.

Afin d'obvier à ces inconvénients et empêcher la déperdition du gaz, plusieurs appareils ont été employés. Un des meilleurs est celui fabriqué par la maison Heymen-Billard. Avec cet appareil l'expiration est débarrassée des produits tels que l'acide carbonique, l'eau, etc., en la faisant passer à travers une solution de *potasse caustique* ou de *bouillie de chaux* avant de la faire inspirer de nouveau au malade. Il se forme un carbonate de potasse ou de chaux et le gaz ne contient plus qu'une faible quantité de vapeur d'eau.

Méthodes Paul Bert. — *Sans pression* : Elle consiste à anesthésier d'abord avec le protoxyde pur, puis avec un mélangé d'oxygène.

La prolongation de l'anesthésie est inversement proportionnelle à la richesse du mélange en oxygène et cela, suivant une progression arithmétique très simple, qui est comme une loi.

1° Si on administre 40 litres d'oxygène

pour 100 litres de protoxyde d'azote, l'anesthésie se prolonge pendant trois minutes et le malade se réveille de lui-même;

2° Si l'on donne un mélange à 20 p. 100, l'anesthésie se prolonge six minutes;

3° Si l'on donne un mélange à 10 p. 100, l'anesthésie se prolonge douze minutes;

4° Si l'on donne un mélange à 5 p. 100, l'anesthésie se prolonge de vingt-quatre minutes.

A un plus petit pour cent, ces mélanges dosés deviennent dangereux.

Conclusions. — Pour nous, le protoxyde d'azote est le meilleur de tous les anesthésiques dans la chirurgie dentaire. Il est moins dangereux que le chloroforme et l'éther; son anesthésie est rapide et bien qu'elle soit fugace, suffit pour l'extraction d'une dent. D'ailleurs il n'y a pas d'inconvénient à renouveler son administration dans la même séance, si cela devenait nécessaire.

ANESTHÉSIE LOCALE.

Deux procédés : 1° l'injection sous-cutanée de substances toxiques, telles que la cocaïne, la tropacocaïne, etc. ; 2° la congélation de la partie à opérer obtenue soit en faisant des pulvérisations de chlorure d'éthyle, d'éther, ou de coryl, soit en injectant sous la peau un liquide refroidi à — 10° environ, sans action propre mais incongélable à cette température.

Les deux principaux agents employés en injection hypodermique, pour obtenir l'anesthésie locale, sont la cocaïne et la tropacocaïne.

Cocaïne. ($C^{17}H^{21}AzO^4$).

La cocaïne est un alcaloïde extrait des feuilles de l'érythroxylon coca (un arbrisseau du Pérou). Elle est cristallisable en prismes, incolores, inodores et amers, peu solubles dans l'eau, mais très solubles dans l'alcool et l'éther qui, chauffés avec l'acide chlorhydrique, se décomposent en acide benzoïque et un nouvel alcaloïde, l'*ecgonine*.

Les acides forment avec la cocaïne des sels dont la plupart sont difficilement cristallisables (oxalate, sulfate, bromhydrate, citrate, etc.).

Celui le plus employé est le *chlorhydrate* ; il cristallise bien en prismes à quatre pans, très fins ; il est inodore, amer, assez soluble dans l'eau, très soluble dans l'alcool étendu, insoluble dans l'éther.

Caractères de pureté. — La cocaïne doit être blanche et entièrement soluble dans l'alcool et l'éther.

Elle doit se volatiliser complètement sur la lame de platine et ne pas laisser de résidu qui serait du sulfate de chaux; doit donner une solution incolore avec l'acide sulfurique.

Effets physiologiques. — *Effets locaux* : En injection sous-cutanée, la cocaïne produit au bout de cinq à dix minutes, *non pas une anésthésie*, mais une *analgésie* locale, c'est-à-dire que l'on peut couper ou brûler les parties imprégnées, sans provoquer de douleur, *mais la sensation du contact est conservée*.

Comme ce phénomène est accompagné de pâleur des téguments dans la partie correspondante à l'injection, on avait cru pouvoir attribuer cette analgésie à l'action vaso-constrictive de la cocaïne, mais Arloing, Mosso, Dastre, etc., ont démontré que cet alcaloïde agit plutôt en paralysant les terminaisons des nerfs sensitifs.

Effets généraux : La cocaïne produit une

diminution précoce dans la fréquence et l'énergie des battements du cœur et qu'elle détermine une excitation du système vasoconstricteur.

Mode d'emploi. — Pour obtenir l'anesthésie locale, au moyen d'injections de chlorhydrate de cocaïne, trois indications :

A. — Nettoyer et rendre aseptiques la seringue et la canule qui doivent servir à l'injection.

B. — Désinfecter la bouche et surtout la région que l'on doit opérer.

C. — Procéder à l'injection.

A. — La seringue et la canule seront nettoyés avec la solution suivante :

R. Alcool à 90° . . . . . . 1000 grammes
Glycérine . . . . 50 —
Sublimé . . . . 2 —

(Viau.)

B. — On fera ensuite rincer la bouche du patient avec une solution antiseptique quelconque.

Solution de permanganate de potasse, 1 p. 2000.
Solution d'acide phénique à 2 p. 100.
Eau boriquée, etc., etc.

Puis on lavera l'endroit où doit porter la

piqûre, avec un tampon d'ouate trempé dans une solution d'acide phénique à 3 p. 100.

M. Viau, dans son formulaire, recommande d'y associer de la cocaïne afin de produire une analgésie qui empêchera la piqûre d'être sentie; voici du reste la formule dont il se sert :

> R. Acide phénique cristallisée. .   0 gr. 50
> Cocaïne. . . . .   0 gr. 20
> Eau distillée . . . .   20 grammes.
>   (Viau.)

Ce mélange servira à laver les points sur lesquels doivent porter les piqûres, comme il est dit ci-dessus.

C. — Pour l'injection, on se servira d'une solution faite séance tenante dont le titre ne dépassera pas 3 p. 100.

« La toxicité de la cocaïne et les dangers qu'elle crée pour l'organisme ne dépendent pas seulement de la quantité totale d'alcaloïde injecté sous la peau, ils dépendent aussi, et dans une très grande mesure, du titre de la solution : plus elle est faible, plus la cocaïne est diluée, moins les accidents sont à craindre » (Reclus).

La dose à injecter est de 1 à 5 centigrammes. L'injection se fera dans la gencive, à l'intérieur et à l'extérieur de la dent à extraire.

lle sera poussée très lentement à cause de
a texture serrée du tissu gingival.

Puis on attendra cinq minutes avant d'opé-
er.

Accidents consécutifs à l'injection de cocaïne. —
accidents *locaux*; 2° accidents *généraux*.

Accidents locaux : Nous n'insisterons pas
ur ceux-ci (abcès, sphacèle locale, etc.), car
est facile de les éviter en prenant les pré-
autions antiseptiques que nous venons de
écrire.

Accidents généraux : Ces accidents sont
ssez nombreux et assez graves : pâleur,
yspnée, anxiété précordiale, sueurs pro-
ses, syncopes, etc.; toutefois, « à dose théraeutique et en injections hypodermiques, on
e trouve aucun cas de mort par la co-
aïne » (1).

Traitement des accidents. — Position hori-
ntale, inhalations de nitrite d'amyle, injec-
ons sous-cutanées d'éther, frictions sèches,
spiration artificielle, traction rythmée de
langue, etc. (Voy. *Syncope*, p. 258).

(1) Jules AUBER, *La cocaïne en chirurgie*, p. 40.

Tropacocaïne.

La tropacocaïne est extraite des feuilles d'une variété de coca provenant de l'île de Java. Cette substance ayant été employée depuis très peu de temps et son action étant mal connue, nous nous bornerons à donner les conclusions formulées par M. Viau, en collaboration avec le Dr Pinet, conclusions qui ont été communiquées à la Société d'odontologie de Paris.

1° Le chlorhydrate de tropacocaïne possède des propriétés anesthésiques locales indiscutables, analogues à celles de la cocaïne;

2° La dose nécessaire à la production de l'anesthésie locale varie selon l'étendue et la profondeur des tissus à anesthésier, ainsi que selon la durée de l'opération;

3° Pour les opérations dentaires, la dose de 3 centigrammes dissous dans 1 gramme d'eau distillée suffit dans les cas ordinaires. Dans les cas d'extractions difficiles on élèvra la dose à 4 centigrammes; celle-ci donne une anesthésie complète et efficace;

4° Pour les animaux de petite taille, tels que les cobayes, la dose de 4 à 6 centigrammes doit être considérée comme mortelle.

On peut poser comme règle générale que plus l'animal est grand et robuste, plus la dose nécessaire pour produire l'intoxication et la mort doit être élevée ;

5° L'anesthésie produite par la tropacocaïne nous a paru aussi intense que celle que détermine la cocaïne ;

6° Nos expériences sur les animaux nous permettent de conclure que la toxicité de la tropacocaïne est moins élevée que celle du chlorhydrate de cocaïne ;

7° Le degré de concentration de la solution paraît avoir une importance réelle, ce qui tend à justifier les idées de M. Reclus. La dose administrée étant égale, l'action du médicament est d'autant plus rapide, d'autant plus violente que la solution est plus concentrée ; au contraire, cette action sera bien plus lente à se manifester et bien moins intense lorsque la substance anesthésique sera plus diluée : cette action serait également d'une durée plus longue (1).

Anesthésie locale obtenue au moyen du froid. — Les principaux agents employés sont : le

(1) G. Viau, *Formulaire pratique des maladies de la bouche et des dents* (Paris, Société d'éditions scientifiques.)

chlorure d'éthyle, le coryl, l'éther, le chlorure de méthyle et l'injection sous-cutanée d'un liquide refroidi à — 10°.

Chlorure d'éthyle. (C^2H^5Cl.

Le chlorure d'éthyle ou éther chlorhydrique est un liquide incolore, à odeur forte et aromatique, à saveur légèrement sucrée.

Il bout à 11°, sa densité $= 0,920$ à 0°. Il est très combustible et brûle avec une flamme verte en dégageant de l'acide chlorhydrique.

Mode d'emploi. — On trouve dans le commerce du chlorure d'éthyle très pur fourni dans des ampoules de verre qui en rendent l'emploi des plus faciles.

Dévisser la plaque obturatrice de l'ampoule et maintenir cette dernière dans sa main. La chaleur dégagée par la main fait échapper le chlorure d'éthyle en ébullition.

On dirige le jet de liquide vers la partie à insensibiliser ; la peau devient rose, puis rouge, puis enfin blanchâtre.

L'anesthésie locale est alors complète et durera deux ou trois minutes.

Enduire la partie à opérer de vaseline pour

éviter l'escharre et prendre les précautions nécessaires pour éviter l'arrivée de la salive.

Coryl. Anestyl, etc.

Le coryl est un mélange, dans certaines proportions déterminées, de chlorure d'éthyle et de chlorure de méthyle.

Ce mélange permet d'obtenir une anesthésie plus profonde qu'avec le chlorure d'éthyle et moins dangereuse qu'avec le chlorure de méthyle. Il bout à 0°.

Mode d'emploi. — On trouve dans le commerce le coryl tout préparé.

On le fournit dans des appareils en métal que l'on nomme « coryleurs » ou « anesthyleurs » selon le fabricant, ou plutôt selon qu'il contiennent du coryl ou de l'anesthyl. Le jet se gradue très simplement au moyen d'une vis micrométrique qui est placée sur le tube de sortie. Le mainement des ces appareils est très simple et au bout de quelques essais on en obtient d'excellents résultats. Employer les mêmes précautions que pour le chlorure d'éthyle (voy. *Chlorure d'éthyle*, p. 280).

16.

Éther et Chlorure de Méthyle.

Nous ne parlerons que pour mémoire de ces substances aujourd'hui abandonnées en chirurgie dentaire.

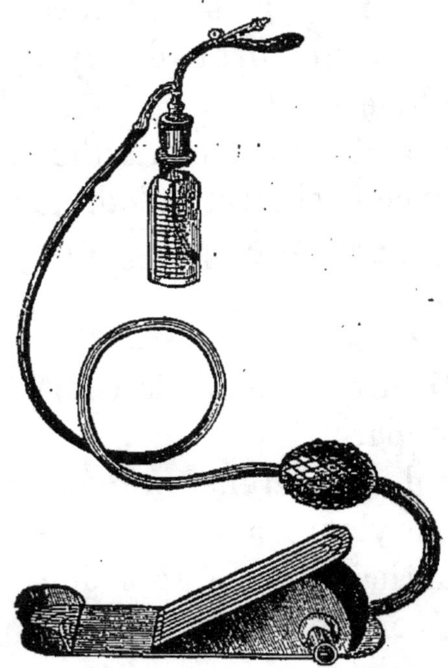

Fig. 60. — Appareil à éther de Richardson.

L'*éther* nécessite, pour sa pulvérisation, l'emploi de l'appareil de Richardson (fig. 60).

Cet instrument, qui a servi de modèle aux vaporisateurs connus, est assez coûteux et l'anesthésie qu'il provoque est moins marquée que celle produite par le chlorure d'éthyle ou le coryl.

Le *chlorure de méthyle* au contraire produit une réfrigération |*trop* rapide, car il amène des escarres et son emploi n'est pas sans danger.

D'après M. Bailly de Chambly, on peut parer à cet inconvénient en se servant du stypage.

Cette méthode consiste à recevoir le jet de gaz sur un morceau de coton porté sur un manche. C'est avec ce coton que l'on touche la partie à insensibiliser.

Toutefois, nous répétons qu'il vaut mieux avoir recours aux agents que nous venons de décrire, soit le chlorure d'éthyle, soit le coryl.

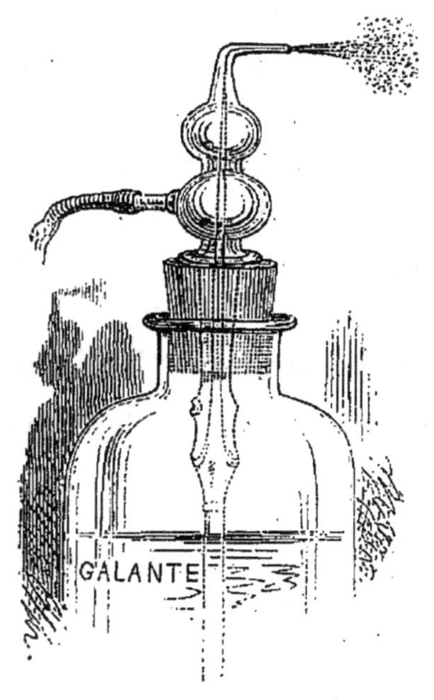

Fig. 61. — Pulvérisateur de Richardson.

Injection sous-cutanée d'un liquide refroidi à environ — 10°

Ce nouveau procédé d'anesthésie locale par le froid est peu connu.

Le Dr Létang en a fait le sujet d'une thèse présentée à la Faculté de médecine de Paris.

Plus récemment, le D⁻ Sauvez en a fait le sujet d'une communication au Congrès de Rome (31 mars 1894).

Voici en quoi consiste ce procédé :

Refroidir à — 10° environ, par un moyen quelconque, une seringue de Pravaz d'une capacité d'environ 2 ou 3 centimètres cubes, d'un liquide sans action propre mais incongélable à la température où l'on opère, puis injecter sous la muqueuse ce liquide refroidi.

L'action anesthésique se manifeste immédiatement et persiste pendant une dizaine de minutes (1).

(1) D⁻ Sauvez, *Communication faite au Congrès de Rome*, 31 mars 1894.

FIN

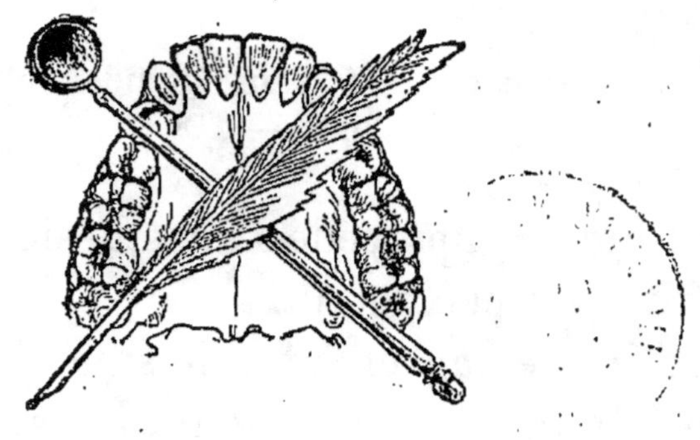

TABLE DES MATIÈRES

DEUXIÈME PARTIE

ANESTHÉSIE GÉNÉRALE ET LOCALE

BRAMSEN. — Les dents de nos enfants. Conseils aux mères de familles. 1889, 1 vol. in-16, de 142 p. avec 50 fig. . . . . 2 fr.

BRASSEUR. — Chirurgie des dents et de leurs annexes. 1 vol. gr. in-8 de 100 pages à 2 col. avec 127 fig.   5 fr.

DAVID (Th.). — Chirurgie dentaire. 1885-1890, 35 mém. en 1 vol. in-8. rel. . . . . 25 fr.

DUBOIS (P.). — Aide-mémoire du chirurgien-dentiste.
   I. Thérapeutique de la carie dentaire. 1889, in-18.   6 fr.
   II. Affections dentaires et affections de la cavité buccale et des maxillaires. 1894, in-18 . . . . . 8 fr. 50

DUNOGIER (S.). — Orthodontie ou traitement des déviations dentaires. 1895, gr. in-8, 86 p., avec 2 pl. 2 fr. 50

GODON (Ch.). — Manuel du dentiste, rédigé conformément au programme de 1893 pour les examens de chirurgien-dentiste, sous la direction de Ch. GODON, chirurgien-dentiste de la Faculté de Médecine de Paris, directeur de l'Ecole dentaire de Paris, avec la collaboration de MM. les docteurs L. Frey, M. Roy, et E. Sauvez et de M. P. Martinez. 1895. 5 vol. in-18 de 300 p. avec fig. Prix de chaque vol. cart. . . . . 3 fr.
   I. Anatomie et physiologie de la bouche et des dents.
   II. Pathologie de la bouche et des dents.
   III. Thérapeutique de la bouche et des dents. Anesthésie. Formulaire.
   IV. Dentisterie opératoire et clinique dentaire.
   V. Prothèse clinique.

HAMONAIDE. — Programmes et questionnaires pour les examens de chirurgien-dentiste. 1895, 1 vol. in-18 de 100 p. . . . . 1 fr. 50

HARRIS, AUSTEN et ANDRIEU. — Traité théorique et pratique de l'art du dentiste, comprenant l'anatomie, la pathologie, la thérapeutique, la chirurgie, la prothèse, l'hygiène et un formulaire des maladies de la bouche et des dents. 1884, 1 vol. gr. in-8 de xvi-1,104 pages avec 472 fig. cart. . . . . 20 fr.

MAGITOT (E.). — Mémoire sur les tumeurs du périoste dentaire et sur l'ostéo-périostite alvéolo-dentaire, 2e édit., 1873, in-8, 110 pages avec 1 pl. . . 3 fr.

PAILLASSON (A.). — Sur les principaux anesthésiques employés dans la chirurgie dentaire. 1886, gr. in-8.   3 fr.

ROGER (E.) et GODON. — Code de chirurgien-dentiste. 1893, 1 vol. in-16. . . . . 5 fr.

Angers, imprimerie A. Burdin et Cie, rue Garnier, 4.

www.ingramcontent.com/pod-product-compliance
Lightning Source LLC
LaVergne TN
LVHW020107060726
842526LV00004B/1022